Andrea Kipping

Medikamentöse Geburtseinleitung

Andrea Kipping

Medikamentöse Geburtseinleitung

Vergleich von Effektivität und Sicherheit von Dinoproston und Misoprostol zur Geburtseinleitung am Termin

Südwestdeutscher Verlag für Hochschulschriften

Impressum/Imprint (nur für Deutschland/only for Germany)
Bibliografische Information der Deutschen Nationalbibliothek: Die Deutsche Nationalbibliothek verzeichnet diese Publikation in der Deutschen Nationalbibliografie; detaillierte bibliografische Daten sind im Internet über http://dnb.d-nb.de abrufbar.

Alle in diesem Buch genannten Marken und Produktnamen unterliegen warenzeichen-, marken- oder patentrechtlichem Schutz bzw. sind Warenzeichen oder eingetragene Warenzeichen der jeweiligen Inhaber. Die Wiedergabe von Marken, Produktnamen, Gebrauchsnamen, Handelsnamen, Warenbezeichnungen u.s.w. in diesem Werk berechtigt auch ohne besondere Kennzeichnung nicht zu der Annahme, dass solche Namen im Sinne der Warenzeichen- und Markenschutzgesetzgebung als frei zu betrachten wären und daher von jedermann benutzt werden dürften.

Coverbild: www.ingimage.com

Verlag: Südwestdeutscher Verlag für Hochschulschriften GmbH & Co. KG
Heinrich-Böcking-Str. 6-8, 66121 Saarbrücken, Deutschland
Telefon +49 681 37 20 271-1, Telefax +49 681 37 20 271-0
Email: info@svh-verlag.de

Zugl.: Jena, FSU, Diss., 2011

Herstellung in Deutschland:
Schaltungsdienst Lange o.H.G., Berlin
Books on Demand GmbH, Norderstedt
Reha GmbH, Saarbrücken
Amazon Distribution GmbH, Leipzig
ISBN: 978-3-8381-3170-2

Imprint (only for USA, GB)
Bibliographic information published by the Deutsche Nationalbibliothek: The Deutsche Nationalbibliothek lists this publication in the Deutsche Nationalbibliografie; detailed bibliographic data are available in the Internet at http://dnb.d-nb.de.

Any brand names and product names mentioned in this book are subject to trademark, brand or patent protection and are trademarks or registered trademarks of their respective holders. The use of brand names, product names, common names, trade names, product descriptions etc. even without a particular marking in this works is in no way to be construed to mean that such names may be regarded as unrestricted in respect of trademark and brand protection legislation and could thus be used by anyone.

Cover image: www.ingimage.com

Publisher: Südwestdeutscher Verlag für Hochschulschriften GmbH & Co. KG
Heinrich-Böcking-Str. 6-8, 66121 Saarbrücken, Germany
Phone +49 681 37 20 271-1, Fax +49 681 37 20 271-0
Email: info@svh-verlag.de

Printed in the U.S.A.
Printed in the U.K. by (see last page)
ISBN: 978-3-8381-3170-2

Copyright © 2012 by the author and Südwestdeutscher Verlag für Hochschulschriften GmbH & Co. KG and licensors
All rights reserved. Saarbrücken 2012

Meiner Familie in aller Dankbarkeit gewidmet

Inhaltsverzeichnis

Inhaltsverzeichnis 3
Abkürzungsverzeichnis 5
1. Zusammenfassung 7
2. Einleitung 9
   2.1 Grundlagen des Geburtsbeginns 9
      2.1.1 Uteruskontraktion 9
      2.1.2 Zervixreifung und Muttermunderöffnung 10
   2.2 Geburtseinleitung 11
      2.2.1 Definition Geburtseinleitung 11
      2.2.2 Geschichte der Geburtseinleitung 11
      2.2.3 Heutige Methoden der Geburtseinleitung 13
         2.2.3.1 Physikalische Methoden 13
         2.2.3.2 Medikamentöse Methoden 13
   2.3 Prostaglandine zur Geburtseinleitung 15
      2.3.1 Pharmakologie, Wirkung, Nebenwirkungen 15
      2.3.2 Prostaglandin E_2 15
      2.3.3 Prostaglandin E_1 16
3. Ziele der Arbeit 18
4. Patienten und Methoden 19
   4.1 Studienpopulationen 19
      4.1.1 Ein- und Ausschlusskriterien 19
      4.1.2 Orale Prostaglandinapplikation 19
      4.1.3 Vaginale Prostaglandinapplikation 20
      4.1.4 Normalkollektiv 21
   4.2 Klinische Daten 21
      4.2.1 Patientenspezifische Daten 21
      4.2.2 Entbindungsspezifische Daten 22
      4.2.3 Kindliche Daten 25
   4.3 Auswertung und statistische Methoden 26
5. Ergebnisse 28
   5.1 Patientenbezogene Daten 28
      5.1.1 Alter der Mutter 28
      5.1.2 Gewicht der Mutter 28
      5.1.3 Body-Mass-Index der Mutter 28
      5.1.4 Gravidität 29
      5.1.5 Parität 29
      5.1.6 Abstand zum errechneten voraussichtlichen Entbindungstermin 30
      5.1.7 Indikationen zur Geburtseinleitung 31
      5.1.8 Einfluss mütterlicher Parameter auf die Effektivität der Geburtseinleitung 32
   5.2 Vergleich der Effektivität beider Einleitungsregime 33
      5.2.1 Einleitungszeit 33
      5.2.2 Latenzzeit 34
      5.2.3 Geburtsdauer 35
   5.3 Vergleich der Sicherheit beider Einleitungsregime 36
      5.3.1 Entbindungsmodus 36
      5.3.2 Wehenmittel 38
      5.3.3 Anästhesie 38

5.3.4 Mütterliche Komplikationen...39
    5.3.4.1 Uterusruptur...39
5.3.5 Weichteilverletzungen...40
    5.3.5.1 Postpartale Komplikationen...43
5.3.6 Einfluss der Geburtseinleitung mit Prostaglandinderivaten auf das neonatale Outcome...44
    5.3.6.1 Apgarwert nach 5 Minuten...44
    5.3.6.2 pH-Wert der Nabelarterie...45
5.3.7 Kindliche Komplikationen...45
    5.3.7.1 Verlegung auf die neonatologische Intensivstation...45
    5.3.7.2 Indikation zur Verlegung auf die neonatologische Intensivstation...46
    5.3.7.3 Postnatale Versorgung...47

6. Diskussion...49
  6.1 Patientenbezogene Daten...49
  6.2 Effektivität...52
  6.3 Sicherheit...54
    6.3.1 Mütterliche Komplikationen...57
    6.3.2 Kindliche Komplikationen...61

7. Schlussfolgerungen...63

Anhang A1: Perinatbogen...64
Anhang A2: Zusammenfassung Ergebnisse...69

Literaturverzeichnis...72
Danksagung...78

Abkürzungsverzeichnis

BMI	Body-Mass-Index
CRH	Corticotropin-Releasing Hormone
CTG	Cardiotokographie, Cardiotokogramm
DHEAS	Dehydroepiandrosteronsulfat
HHL	Hypohysenhinterlappen
HHNA	Hypothalamus-Hypophysen-Nebennierenrindenachse
ICD	International Statistical Classification of Diseases and Related Health Problems (Internationale statistische Klassifikation der Krankheiten und verwandter Gesundheitsprobleme)
IL1B	Interleukin-1 β
IL-8	Interleukin-8
iNOS	induzierbare Stickstoffmonoxid-Synthase
MMP	Matrixmetalloproteinasen
NO	Stickstoffmonoxid
n.s.	nicht signifikant
PDA	Periduralanästhesie
PGE_1	Prostaglandin E_1
PGE_2	Prostaglandin E_2
RöV	Röntgenverordnung (Verordnung über den Schutz vor Schäden durch Röntgenstrahlen)
SSBS	Staatliche Berufsbildende Schule
SSW	Schwangerschaftswoche
StrlSchV	Strahlenschutzverordnung
TNF	Tumor-Nekrose-Faktor
VET	voraussichtlicher Entbindungstermin
WHO	World Health Organization (Weltgesundheitsorganisation)

1. Zusammenfassung

Die Geburtseinleitung stellt eine der häufigsten Maßnahmen in der Geburtshilfe dar. Ziel der vorliegenden retrospektiven Studie ist ein Vergleich von einer medikamentösen Geburtseinleitung mit oraler Misoprostol- und vaginaler Dinoprostonapplikation hinsichtlich Effektivität und Sicherheit. Der Vergleich erfolgte sowohl zwischen beiden Gruppen als auch gegenüber einer Kontrollgruppe mit spontaner Entbindung eines Einlings. Daneben wurde insbesondere auch der Einfluss mütterlicher Eigenschaften auf die Einleitungszeit untersucht.

Die Geburtsdaten wurden über einen Zeitraum von 5 Jahren (2003-2007) für die Abteilung Geburtshilfe des Universitätsklinikums Jena analysiert. Dabei wurden 644 Frauen welche zunächst 50 µg Misoprostol und 99 Frauen die zunächst 1 mg Dinoproston erhielten in die jeweiligen Gruppen aufgenommen. In der Misoprostolgruppe wurden weitere Dosen von 100 µg alle 4 Stunden bis zum regulären Einsetzen der Wehen oral verabreicht. In der Dinoprostongruppe wurde dagegen alle 6 Stunden Dosen von 1-2 mg vaginal appliziert. Für das Normalkollektiv erfüllten 699 Datensätze die Anforderungen zur Aufnahme in die Studie.

Die Untersuchung des Einflusses mütterlicher Eigenschaften auf die Einleitungszeit führte zu folgenden Ergebnissen. Sowohl Alter und Gewicht als auch Gravidität und Parität der Mutter haben einen unabhängigen signifikanten Einfluss auf die Einleitungszeit ($p<0,01$). So gehen ein niedriges mütterliches Alter und ein hohes Gewicht mit längeren Einleitungszeiten einher. Vorangegangene Schwangerschaften und Entbindungen verkürzen dagegen die Einleitungszeit. Die Terminüberschreitung stellt bei beiden Medikamenten die häufigste Einleitungsindikation dar. Die Einleitungszeit lag in der Misoprostolgruppe im Mittel niedriger ($18,3\pm12,9$ Stunden) als in der Dinoprostongruppe ($25,5\pm18,3$ Stunden). Innerhalb von 24 Stunden nach erster Medikamentenapplikation konnten mehr Frauen nach Misoprostolgabe (81% vs. 68%) entbunden werden ($p<0,05$). Eine Geburtsdauer innerhalb 8 Stunden war nach medikamentöser Einleitung häufiger als im Normalkollektiv ($p<0,05$). Spontanentbindungen konnten öfter in der Misoprostol- im Vergleich zur Dinoprostongruppe beobachtet werden (68% vs. 65%). Abdominelle Entbindungen traten nach Misoprostolgabe deutlich seltener (22% vs. 33%) auf ($p<0,05$). Drohende bzw. erfolgte Uterusrupturen traten nach Dinoprostongabe in einem Fall und nach Misoprostolgabe in zwei Fällen auf. Gegenüber dem Normalkollektiv wurden bei eingeleiteten Entbindungen signifikant weniger Dammverletzungen beobachtet ($p<0,01$). Postpartal aufgetretenes Fieber stellt eine typische Nebenwirkung von Misoprostol im Vergleich zu den anderen Studienpopulationen dar ($p<0,01$). Das Risiko einer postpartalen Anämie wird durch Misoprostolgabe gesenkt ($p<0,01$). Der Vergleich kindlicher Parameter wie Apgar-Score und pH-Wert des Blutes aus der Nabelarterie offenbart keinen signifikanten Unterschiede zwischen den Gruppen. Nach Einleitung wurden die Neugeborenen häufiger auf die neonatologische Intensivstation verlegt ($p<0,01$). Die respiratorische Anpassungsstörung beim Neugeborenen steht als Verlegungsdiagnose im Vordergrund und stellt eine typische Komplikation nach

Misoprostol- und Dinoprostongabe dar (p<0,01). Nach Geburtseinleitung mussten die Kinder häufiger mittels Maskenbeatmung und Sauerstoffgabe versorgt werden (p<0,01).

    Aufgrund wesentlicher Vorteile bei einer medikamentösen Geburtseinleitung mit Misoprostol hinsichtlich Effektivität und Sicherheit wird eine zukünftige Geburtseinleitung mit Misoprostol nach entsprechender Prüfung von Kontraindikationen empfohlen.

2. Einleitung

2.1 Grundlagen des Geburtsbeginns

Voraussetzung für einen normalen Geburtsverlauf ist das koordinierte Zusammenwirken von Uteruskontraktion sowie Zervixreifung und Muttermundseröffnung. An deren Steuerung sind zahlreiche maternale und fetale Hormone sowie Signalstoffe beteiligt.

2.1.1 Uteruskontraktion

Zu Geburtsbeginn finden in der Zervix zahlreiche Umbauprozesse, im Sinne einer Entzündungsreaktion, statt. Unter Einfluss von Östrogenen wird das Myometrium auf die Geburt vorbereitet, indem es zur verstärkten Expression von Rezeptoren, Ionen und Verbindungskanälen anregt. Diese Prozesse werden unter anderem durch das schwangerschaftserhaltende Hormon Progesteron bis zum Ende der Schwangerschaft unterdrückt.

Einen wichtigen Regelkreis stellt die fetale Hypothalamus-Hypophysen-Nebennierenrindenachse (HHNA) dar, welche die kindliche Cortisolbildung fördert. Fetales Cortisol steigert die plazentare Corticotropin-releasing Hormone (CRH) Produktion und induziert zum Ende der Schwangerschaft unter anderem die Lungenreife. Mütterliches Cortisol wirkt hemmend auf diesen Regelkreis. In der kindlichen Nebennierenrinde wird zum Ende der Schwangerschaft verstärkt Dehydroepiandrosteronsulfat (DHEAS) gebildet, welches eine wichtige Rolle für die Östrogenbiosynthese in der Plazenta spielt (Pepe und Albrecht 1995). Östrogene vermitteln die Expression von Oxytocin und Prostaglandinen und deren Rezeptoren. Außerdem vermitteln sie die Ausbildung von speziellen Kanälen (sogenannten gap junctions) in der Uterusmuskulatur (Challis und Matthews 2000). Weiterhin greifen diese Steroide in die fetale HHNA ein, indem sie die Produktion des maternalen Cortisols hemmen und somit indirekt die fetale Cortisolbildung fördern. Die fetale Cortisolbildung stellt eine wichtige Voraussetzung für die Aktivierung der Uterusmuskulatur dar.

Ein weiteres wichtiges Hormon ist das Oxytocin, welches im maternalen Hypophysenhinterlappen gespeichert wird. Die kontraktionsfördernde Wirkung auf den Uterus wird durch eine verstärkte Expression der Oxytocinrezeptoren an der Muskulatur vermittelt.

Natürliche Wehen werden durch ein Ineinandergreifen verschiedener Prozesse hervorgerufen. Es erfolgt zunächst die Reifung der Zervix, welche mit einem Entzündungsprozess und der Freisetzung von Zytokinen und Prostaglandinen einhergeht (Schäfer und Zahradnik 2004). Außerdem erfolgt die Aktivierung der Dezidua durch Oxytocin, welche eine Freisetzung inflammatorischer Mediatoren zur Folge hat (Blanks und Thornton 2003). Die Eihaut spielt ebenfalls eine wichtige Rolle in der Expression von Prostaglandinen. Diese können vorerst nicht durch das Chorion gelangen, da sie durch

Abbauenzyme inaktiviert werden. Durch ein Ansteigen des Cortisols unter der Geburt werden diese Abbauprozesse inhibiert und Prostaglandine werden freigesetzt. Wie bereits erwähnt, werden die Voraussetzungen für die Wehentätigkeit des Uterus durch Expression der Oxytocin- und Prostaglandinrezeptoren sowie Ausbildung von Verbindungsproteinen geschaffen. Oxytocin und Prostaglandine bewirken einen Anstieg der intrazellulären Kalziumkonzentration, wodurch die Kontraktionen des Myometriums ausgelöst werden.

2.1.2 Zervixreifung und Muttermundseröffnung

Die Zervix besteht zu etwa 5-10% aus glatter Muskulatur. Der restliche Anteil wird von Zellen und extrazellulärer Matrix gebildet, welche vor allem durch Fibroblasten synthetisiert wird. Dabei stellt Wasser etwa 75-80% dieser Matrix dar. Weiterhin finden sich Kollagen, Elastin, Proteoglykane, Glykosaminoglykane, Hyaluronan sowie Glykoproteine (Winkler und Rath 2001).

Während der Schwangerschaft erfolgt eine gesteigerte Kollagensynthese sowie eine Vermehrung der Proteoglykan- und Glukosaminoglykansynthese. Im Vordergrund steht hier eine Volumenvermehrung bei unveränderter Konsistenz (Iwahashi et al. 2003). Als Reifungsphase der Zervix bezeichnet man den Zeitraum von etwa 4 Wochen vor dem Entbindungstermin bis zu einer Muttermundsweite von 2-3 cm (Rath und Bartz 2004). In dieser Phase erfolgt eine Aktivierung von Fibroblasten, welche einen katabolen Proteoglykanstoffwechsel induzieren. Dieser führt unter anderem zu einem Abfall des Dermatosulfats (Winkler und Rath 1999). Weiterhin erfolgt eine Hydratation durch einen Anstieg der Hyaluron- und Aggrekankonzentration (Winkler und Rath 2001). Dadurch werden Kollagenasen freigesetzt, welche die Fibrillenanordnung verändern und die Migration von Leukozyten unterstützen. Diese Prozesse werden durch sogenannte Hyaladherine vermittelt, welche durch Tumornekrosefaktor alpha (TNF-alpha) und Prostaglandin E_2 (PGE_2) reguliert werden (Fujimoto et al. 2002). Ebenfalls charakteristisch für die Zervixreifungsphase ist ein Abfall des Kollagengehalts (Iwahashi et al. 2003). Der Abbau von Kollagen erfolgt durch Matrixmetalloproteinasen (MMP), welche von Fibroblasten sezerniert werden (Sennström et al. 2003). PGE_2 scheint in diesen Prozessen eine Schlüsselrolle zu spielen. Über Vermittlung eines speziellen Rezeptors erfolgt die Expression und Sekretion von MMP. Interleukin-1β (IL1B) erhöht an den Fibroblasten die Anzahl dieser Rezeptoren und ermöglicht so ein verstärktes Ansprechen (Chien und Mac Gregor 2003). Eine grosse Rolle für die effektive Zervixreifung spielen auch Stickstoffmonoxid-Donatoren (NO-Donatoren). Unter anderem steigern diese ebenfalls die Produktion von MMP. So konnte mit zunehmender Zahl aktivierter Makrophagen eine gesteigerte induzierbare Stickstoffmonoxid-Synthase (iNOS) Aktivität nachgewiesen werden (Ledingham et al. 2000).

Die rasche Muttermundseröffnung wird durch eine entzündliche Reaktion vermittelt. Es kommt hier zu einer Migration von Leukozyten mit anschließender Infiltration, Degranulation und Freisetzung von Proteasen (v.a. Kollagenasen) (Winkler und Rath 2001). Diese

Prozesse werden unter anderem durch Interleukin-8 (IL-8), IL1B und TNF-alpha vermittelt (Winkler 2003). Außerdem fördert IL1B unter anderem in vitro die Freisetzung von PGE_2 und den Umbau von latenter zu aktiver Kollagenase (Winkler und Rath 2001). Besonderer Bedeutung für Akkumulation, Migration und Degranulation inflammatorischer Zellen kommt sogenannten Adhäsionsmolekülen zu.

Es liegen mittlerweile eine große Menge an Erkenntnissen über die Zervixreifung und Muttermundseröffnung vor, aber die genauen Vorgänge konnten bisher nicht geklärt werden. Gründe dafür sind methodischer und ethischer Art. Eine Gewebegewinnung bei Schwangeren zu unterschiedlichen Zeitpunkten der Schwangerschaft sowie individuelle Unterschiede stellen ein Problem dar. Weiterhin ist ungeklärt, inwieweit Erkenntnisse aus Tierversuchen auf den Menschen übertragbar sind.

2.2 Geburtseinleitung

2.2.1 Definition Geburtseinleitung

Die Geburtseinleitung umfasst die Gabe von Wehenmitteln oder die instrumentelle Sprengung der Fruchtblase am Ende der Schwangerschaft mit dem Ergebnis, die Entbindung durchzuführen (Zetkin und Schaldach, 1998). Grundsätzliches Ziel ist an dieser Stelle ein besseres perinatales Ergebnis für Mutter und Kind im Vergleich zu einer abwartenden Haltung zu bewirken.

2.2.2 Geschichte der Geburtseinleitung

Berichte über eine Einleitung einer künstlichen Frühgeburt finden sich aus der zweiten Hälfte des 19. Jahrhunderts (Fasbender 1964). Um das Jahr 1875 fand in London eine Zusammenkunft von Geburtshelfern statt, um Notwendigkeit und Vorteile des sogenannten Blasenstichs zu diskutieren. Einstimmig wurde diese Methode zur Einleitung gebilligt. Erste Berichte über diese Behandlung verdanken wir Thomas Denman, welcher als Hauptindikation zur physikalischen Geburtseinleitung die Verengung des Beckens angab. S. Kilian beschrieb bereits im Jahre 1835 eine Reihe von Methoden zur Einleitung einer künstlichen Frühgeburt, welche aber keinen Anklang gefunden haben. So empfahl Schweighäuser den Muttermund aufzudehnen und Einspritzungen in den Uterus vorzunehmen, um eine Abtrennung des Eipoles zu bewirken. Bongiovanni wollte Wehen durch die Verabreichung von Mutterkorn induzieren. Ulsamer empfahl Friktionen des *Fundus uteri*. Durch eine Weiterentwicklung der Instrumente wollten Busch und Krause eine Dilatation des Zervikalkanals vornehmen, um dann eine „supracervicale Metreuryse" vorzunehmen. Dabei wird ein Ballon über die Zervix bis in den inneren Muttermund vorgeschoben. Weitere Methoden zur Reizung der Innenfläche des Uterus durch Einbringen von Injektionen sind die Methoden nach Cohen, Schweighäuser und Litzmann. Es entwickelten sich im weiteren Verlauf auch Verfahren die von der Scheide aus die Uterustätigkeit anregen sollten. Hierbei wurden Tamponaden aus beölten Leinwandstücken,

Schwämme, Hanf und ähnliches benutzt, welche nach ihrer Einführung mit bestimmten Substanzen befüllt werden konnten. 1846 berichtete Kiwisch erstmals von der sogenannten „aufsteigenden Uterusdouche".

Die Verabreichung von Pilocarpin, Chinin und *Secale cornutum* stellten weitere Möglichkeiten dar, welche sich jedoch in der Praxis, ebenso wie heisse Bäder, nicht bewährten. Friedrich berichtete im Jahr 1839 über die Reizung der Brüste. Herder stellte im Jahre 1803 den Galvanismus in direkter Anwendung auf den Uterus vor. Brünninghausen empfahl Kuren mit knappen Diäten, Blutentziehung und auch Jodkuren mit geringem Erfolg (Fasbender 1964).

Die Geschichte der heute üblichen medikamentösen Geburtseinleitung läßt sich auf das Jahr 1909 zurückführen (Dalton 2005). Sir Henry H. Dale entdeckte ein Extrakt des Hypohysenhinterlappens (HHL), welches den Uterus einer tragenden Katze kontrahieren ließ. Dale nannte dieses Extrakt Oxytocin. 1911 begannen Forscher diese Substanz zur Stimulation von Geburtswehen zu nutzen. Dale beobachtete außerdem, dass Oxytocin ebenfalls den Milchfluss fördert. Über 50 Jahre später beschäftigte sich der Biochemiker Vincent du Vigneaud mit der Struktur dieser Substanz. Ihm gelang die Synthese dieses Hormons. Dies stellte die erste Synthese eines Peptidhormons dar. Er erhielt 1955 den Nobelpreis für seine Arbeit.

Eine weitere Substanzgruppe für die medikamentöse Geburtseinleitung stellen die Prostaglandine dar. Deren Entdeckung begann um das Jahr 1930 durch die zwei New Yorker Gynäkologen Raphael Kurzrock und Charles Lieb (Lausch 1972). Sie beobachteten, dass männliche Samenflüssigkeit Muskelfasern der Gebärmutter zum kontrahieren bringen konnte. Ulf von Euler bestätigte diese Ergebnisse und konnte auch noch andere Wirkungen dieser Substanz, wie zum Beispiel eine Senkung des Blutdrucks bei Versuchstieren nach intravenöser Applikation, beschreiben. Euler gab diesem Extrakt auch seinen Namen, da er dessen Ursprung in der Vorsteherdrüse (Prostata) vermutete. Zu einem späteren Zeitpunkt wurde diese Vermutung entkräftet, da erkannt wurde, dass der Ursprungsort die Samenbläschen sind. Außerdem konnten Prostaglandine auch in anderen Körpergeweben nachgewiesen werden. Etwa zwei Jahrzehnte später versuchte Bergström den Wirkstoff zu isolieren. Dies stellte sich als eine große Herausforderung dar, da Prostaglandine in nur sehr geringen Mengen im Körper produziert werden und einem schnellen Abbau unterworfen sind. Bergström forschte zunächst an Samenblasen von Schafen. 1962 gelang es ihm die Struktur der beiden ersten Prostaglandine E und F zu beschreiben. 1968 entdeckte man eine Koralle vor der Küste Floridas als natürliche Quelle. In den folgenden Jahren konnte man aber Prostaglandine auch synthetisch herstellen. Ende der sechziger Jahre wandte ein junger Gynäkologe, Sultan Karim, in Uganda Prostaglandine zum Auslösen von Geburtswehen, zur Abtreibung und zum Herbeiführen einer verspäteten Menstruation durch intravenöse Applikation an. Allerdings war diese Applikationsart mit einer Reihe Nebenwirkungen verbunden. Kennedy applizierte 1978 erstmals Prostaglandin-Gel intrazervikal. 1985 erfolgte die Zulassung der 3 mg PGE_2-Vaginaltablette und 5 Jahre später die des PGE_2-Gels zur intrazervikalen Geburtseinleitung (Bernart 2004).

2.2.3 Heutige Methoden der Geburtseinleitung

2.2.3.1 Physikalische Methoden

Physikalische Verfahren zur Geburtseinleitung umfassen Ballonkatheterverfahren, Zervixdilatoren, Amniotomie und die digitale Dehnung des Muttermundes. Seit Einführung der Prostaglandine sind diese Verfahren nach und nach in den Hintergrund getreten. Ein Grund dafür ist unter anderem die Gefahr aufsteigender Infektionen (Kazzi et al. 1982). Physikalische Methoden kommen noch verstärkt in Entwicklungsländern zum Einsatz. Die vordergründige Wirkung dieser Verfahren besteht in einer Aktivierung und Freisetzung proinflammatorischer Zytokine, welche die Synthese von Prostaglandinen stimulieren (George et al. 1993).

Die Dilatation des Zervixkanals mittels Foley-Katheter stellt ein Ballonkatheterverfahren dar. Dabei wird der Katheter in den Zervixkanal eingeführt, der Ballon mit Kochsalz aufgefüllt und dort bis zur gewünschten Aufdehnung belassen. Außerdem ist es möglich Kochsalz oder Kortikosteroide extraamnial zu applizieren (Sherman et al. 1996). Eine weitere Methode ist die Verwendung eines Doppelballonkatheters bestehend aus einem uterinen und einem zervikovaginalen Ballons. Die Zervix wird nach Auffüllung der Ballons mit Kochsalz zwischen diesen komprimiert.

Osmotisch wirksame Zervixdilatatoren werden eher im Rahmen von Abortinduktionen eingesetzt. Zum Einsatz kommen hier getrocknete Seealgen, welche nach Einlage in die Zervix dieser Wasser entziehen und dadurch anschwellen. Mittlerweile kommen auch synthetisch hergestellte Substanzen zum Einsatz (Blumenthal und Ramanauskas 1999).

Die künstliche Blasensprengung zählt zu den ältesten Verfahren. Dabei wird die Fruchtblase instrumentell von außen zur Geburtsbeschleunigung eröffnet.

Bei der digitalen Dehnung des Muttermundes (Stripping) wird bei einer vaginalen Untersuchung der Zervikalkanal bzw. der Muttermund digital gedehnt und gleichzeitig das Amnion vom unteren Eipol gelöst.

Insgesamt spielen die physikalischen Methoden zur Geburtseinleitung seit Einführung der Prostaglandine nur noch eine untergeordnete Rolle. Dennoch sollten sie in Fällen wie z.B. sehr unreifer Zervix oder Zustand nach Sectio in Erwägung gezogen werden. Besondere Bedeutung hat hier der Foley-Katheter (Raio 2004).

2.2.3.2 Medikamentöse Methoden

Vorbereitung

Für die medikamentöse Einleitung ist eine apparative und personelle Überwachung notwendig. Es sollte eine Verfügbarkeit weiterer Medikamente, sowie gegebenenfalls die sofortige Durchführung eines Notkaiserschnitts gegeben sein. Nach einer sorgfältigen

Anamnese erfolgt die gynäkologische Untersuchung, welche auch eine Cardiotokographie (CTG) einschließt. Eine sonographische Untersuchung, u.a. zur Bestimmung der Lage des Kindes, ist ebenfalls als sinnvoll zu erachten. Es sollte mit der Schwangeren ein ausführliches Aufklärungsgespräch im Sinne einer Nutzen-Risiko-Analyse erfolgen. Zur Entscheidungsfindung hinsichtlich der Art der Geburtseinleitung kann der Bishop-Score behilflich sein. Tabelle 2.1 führt die Befunde mit jeweiliger Bewertung auf.

Tabelle 2.1: Bishop Score nach Goerke et al. 2002.

Befunde	0 Punkte	1 Punkt	2 Punkte	3 Punkte
Portiostand	sakral	medio-sakral	zentriert	-
Portiolänge	2 cm	1 cm	1/2 cm	verstrichen
Portiokonsistenz	derb	mittel	weich	-
Muttermund-Dilatation	geschlossen	1 cm geöffnet	2 cm geöffnet	3 cm geöffnet
Leitstellen (I-Interspinalebene)	2 cm über I-Linie	1 cm über oder I-Linie	1-2 cm unter I-Linie	-

Anhand dieser Bewertung kann eine Objektivierung des Reifegrades der Zervix erzielt werden. Dafür erfolgt eine Addition der erreichten Punkte der fünf aufgeführten Kriterien. Man spricht von einem reifen Zervixbefund bei einer Gesamtbewertung >5 (Egarter und Schatten 2004). Bei unreifem Zervixbefund wird im Allgemeinen eine Einleitung mit Prostaglandinen bevorzugt, während bei reiferen Befunden die Einleitung mit Oxytocin in Erwägung gezogen wird.

Indikationen und Kontraindikationen

Die häufigste Einleitungsindikation aus mütterlicher Sicht stellen die hypertensiven Schwangerschaftserkrankungen dar. Ebenso werden Einleitungen aufgrund eines Diabetes mellitus vorgenommen. Sonstige Indikationen können auch Einleitungswunsch bzw. eine elektive Einleitung sein. Unter den fetalen Indikationen stellt eine Terminüberschreitung die häufigste Diagnose dar. Außerdem spielen ein vorzeitiger Blasensprung und eine fetale Wachstumsretardierung ihrem Auftreten nach eine größere Rolle. Absolute Kontraindikationen stellen z.B. eine Plazenta praevia (d.h. eine vorzeitige Lösung der richtigsitzenden Plazenta), eine Querlage und der Zustand nach Sectio caesarea mit korporaler Inzision dar. Insgesamt betrachtet sind dies also Situationen die eine vaginale Geburt nicht möglich machen bzw. erlauben (Egarter und Schatten 2004).

Oxytocin

Oxytocin galt noch bis vor wenigen Jahren als das klassische Wehenmittel. Anfangs wurde die Substanz auf verschiedenen Wegen appliziert. Durchgesetzt hat sich eine

Verabreichung mittels Tropfenzähler oder Infusionspumpe. Aufgrund des heutigen biochemischen und molekularen Verständnisses ergibt sich eine Indikation nur in Terminnähe und bei Zervixreife, da für die Wirkung zunächst ausreichend Oxytocinrezeptoren auf dem Myometrium vorhanden sein müssen um eine ausreichende Wehentätigkeit zu erzielen. Ansonsten wächst das Risiko einer Überstimulation mit pathologischen Wehenformen, erhöhten Basaltonus und fetalen Distress. Um ebenfalls eine medikamentöse Geburtseinleitung bei unreifer Zervix vornehmen zu können, wurden als weitere Substanzgruppe Prostaglandine untersucht.

2.3 Prostaglandine zur Geburtseinleitung

2.3.1 Pharmakologie, Wirkung, Nebenwirkungen

In der Natur vorkommende Prostaglandine sind zyklisch ungesättige C20-Fettsäuren. Sie unterscheiden sich durch ihre Substituenten am Zyklopentanring und werden dementsprechend in Untergruppen aufgeteilt. Sie werden aus Arachnidonsäure unter Einwirkung von mikrosomalen Enzymen als Antwort auf einen Reiz freigesetzt.

Für die Betrachtungen zur Geburtseinleitung sind die Prostaglandine E_1 und E_2 Gegenstand der vorliegenden Untersuchung. Während der Schwangerschaft erfolgt eine gesteigerte Synthese in Amnion, Chorion und Dezidua (Egarter und Husslein 1992). Die hohe Zahl an Nebenwirkungen bei systemischer Verwendung natürlich vorkommender Prostaglandine führte zur Entwicklung vollsynthetischer E_1- und E_2-Analoga. Ein Vorteil dieser Substanzen besteht in einer höheren Wirkung auf den Uterus bei geringer Wirkung auf Darm-, Bronchial- und Gefäßmuskulatur sowie einer längeren Halbwertszeit.

Wie schon in Abschnitt 2.1 beschrieben besitzen Prostaglandine verschiedene Wirkungen, welche die Geburt vorantreiben können. Sie führen über Erhöhung der intrazellulären Kalziumkonzentration zur Kontraktion des Myometriums. Prostaglandine sind an der Ausbildung von Zellbrücken am Uterus beteiligt, welche die Erregungsausbreitung fördern. Ebenso sind sie auch an der Ausbildung von Oxytocinrezeptoren im Uterus beteiligt und außerdem in verschiedenen Prozessen der Zervixreifung eingebunden. Bei lokaler Applikation konnte bislang eine deutliche Bindegewebsauflockerung der Zervix sowie eine veränderte Kollagenfaserstruktur beobachtet werden.

Nebenwirkungen sind vor allem auf die Beeinflussung der glatten Muskulatur zurückzuführen. Meist stehen Übelkeit, Erbrechen und Diarrhoe im Vordergrund (Rath W. 1996).

2.3.2 Prostaglandin E_2

Bei einer oralen Gabe sind durch die schnelle Metabolisierung häufige Nachdosierungen erforderlich. Intravenöse Gaben bewirken eine Erhöhung systemischer Nebenwirkungen und sind somit ebenfalls als nachteilig einzustufen. Zur Geburtseinleitung mit Prostaglandinen dieser Gruppe werden daher lokale Applikationsformen bevorzugt.

Die intrazervikale Gel-Applikation ist eine häufig verwendete Methode. Diese Anwendung führt in über 80% der Fälle zu einer Erhöhung des Bishop-Score um 3 Punkte. Ein Wirkungseintritt kann schon nach 20 Minuten auftreten, da es zu einer raschen Freigabe der Wirkstoffe aus dem Gel kommt. Dabei werden mitunter adverse Reaktionen in Form von unregelmäßigen Wehen bis hin zu einem rapiden Anstieg des uterinen Drucks beobachtet. Insgesamt trat in einer Studie von Rath et al. eine uterine Überstimulation in 13,9% der Fälle auf (Rath W. 1996). Nachteile ergeben sich hinsichtlich der aufwendigeren Applikation. Zunächst ist es schwierig, die gesamte Geldosis zu positionieren. Außerdem stellt vor allem bei Erstapplikation die geringe Aufnahmekapazität des Zervikalkanals ein Problem dar (Hales et al. 1994).

Hinsichtlich einer Entbindung innerhalb von 24 Stunden ist die vaginale PGE_2-Tablette dem PGE_2-Gel bei unreifer Zervix unterlegen (Schneider et al. 1996). Aufgrund der Applikationsform sind höhere Dosen notwendig. Die Wirkung ist abhängig vom Scheidenmilieu und der zervikalen Sekretion. Somit ist der Wirkungseintritt schwer abzuschätzen (Johnson et al. 1992).

Eine Alternative stellt die Applikation eines PGE_2-Vaginalgels dar, welches auch Gegenstand der Betrachtung der vorliegenden Arbeit ist. Innerhalb von 20-30 Minuten kann man einen raschen Anstieg des PGE_2-Metabolitspiegel im Blutplasma beobachten. Es werden konstant hohe Werte über 4 Stunden erzielt.

Vergleichende Studien zwischen den verschiedenen Applikationsarten des PGE_2-Analogons haben bisher Vorteile für die vaginale Gel-Applikation gezeigt. Es konnten kürzere Induktions-Geburts-Intervalle und eine niedrigere Sectiofrequenz im Vergleich zur Applikation in Form der Vaginaltablette nachgewiesen werden (Mahmood 1989). Auch eine zweifache Applikation zeigte geringere Amniotomieraten sowie einen geringeren Oxytocinbedarf (Mac Kenzie und Burns, 1997). Eine weitere Studie erhob signifikante Vorteile bei einem Bishop-Score von 3 und 4 gegenüber der intrazervikalen Applikation hinsichtlich eines besseren zervikalen Reifungseffekts, kürzeren Induktions-Geburts-Intervallen und daneben höheren Raten vaginaler Entbindungen innerhalb von 24 Stunden (Kemp et al. 2007, Rath et al. 1999). Uterine Überstimulationen treten bei Verwendung des Gels deutlich weniger als bei Applikation in Tablettenform auf (Egarter et al. 1990). Da Wehen bereits relativ zeitnah nach Applikation auftreten können, empfiehlt sich hier eine engmaschige CTG-Kontrolle.

2.3.3 Prostaglandin E_1

In Abbildung 2.1 sind die Strukturformeln von synthetisch hergestelltem Misoprostol und natürlich vorkommenden Prostaglandinen dargestellt.

Natürliche Prostaglandine sind generell einem schnellen Stoffwechsel unterworfen. Dies resultiert in einer mangelhaften Wirkung bei oraler Gabe und einer kurzen Wirkdauer bei parenteraler Gabe, außerdem treten zahlreiche Nebenwirkungen auf. Misoprostol unterscheidet sich von natürlich vorkommenden Prostaglandinen in einer

Methylestergruppe am C1-, einer Methylgruppe und Hydroxylgruppe am C16-Atom. Die Methylestergruppe am C1-Atom steigert die antisekretorische Potenz und die Wirkdauer, die Hydroxylgruppe in Verbindung mit der Methylgruppe am C16-Atom ermöglicht die orale Aktivität, steigert die Wirkdauer und senkt die Nebenwirkungen (Tang et al. 2007).

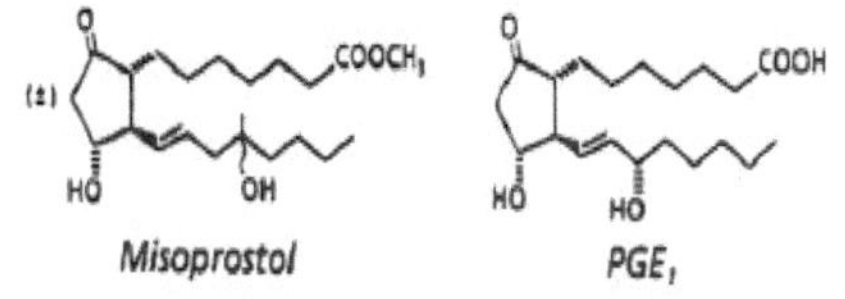

Misoprostol PGE_1

Abbildung 2.1: Strukturformeln für Misoprostol und natürlich vorkommende Prostaglandine nach Tang et al. 2007.

Seit 1992 wird das PGE_1-Analogon Misoprostol (Cytotec®) zur Geburtseinleitung genutzt. Cytotec® stellt ein Medikament der Gastroenterologie dar, welches bei Non-Steroidaler-Antirheumatika induzierter Gastropathie sowie *Ulcus duodeni* und *Ulcus ventriculi* zur Behandlung eingesetzt wird. Das Medikament liegt in Tablettenform mit einer Dosierung von 200 µg vor. Für die Geburtseinleitung besteht immer noch keine Zulassung, es wird im sogenannten off-label use verwendet. Die Gründe hierfür dürften nicht in einer mangelnden Wirksamkeit zu suchen sein, sondern eher auf wirtschaftlicher Ebene, da ein Zulassungsverfahren mit hohen Kosten verbunden ist und die erforderliche Absatzmenge in der Geburtshilfe dieses nicht rechtfertigt. Misoprostol ist wesentlich kostengünstiger als oben genannte PGE_2-Präparate. Außerdem ist es stabil bei Raumtemperatur und erfordert somit keine Kühlung. Dies ermöglicht auch die Anwendung z.B. in Entwicklungsländern.

Bei Vergleich der vaginalen Misoprostolgabe zur intrazervikalen und vaginalen PGE_2-Anwendung zeigten sich häufigere vaginale Entbindungen innerhalb von 24 Stunden, seltenere Notwendigkeit einer Periduralanalgesie und zusätzlicher Gebrauch von Wehenmittel. Allerdings wurden häufigere uterine Überstimulationen beobachtet (Hofmeyr und Gulmezoglu 2003).

In vorliegender Arbeit wurden Effektivität und Sicherheit der Geburtseinleitung bei oraler Misoprostolgabe untersucht. Vorteile dieser Applikationsart liegen in einer höheren Akzeptanz bei Schwangeren und einem niedrigeren Infektionsrisiko, welches jede vaginale Untersuchung bzw. Applikation mit sich bringt. Im Vergleich zu einer Einleitung mittels PGE_2-Analoga zeigten sich in vorhergehenden Studien geringere Sectioraten sowie eine höhere Effektivität hinsichtlich einer vaginalen Entbindung innerhalb von 24 Stunden. Allerdings konnten häufiger uterine Überstimulationen beobachtet werden. Es zeigten sich keine Nachteile bei Einleitung mit Misoprostol hinsichtlich des maternalen und fetalen Outcomes (Weeks und Alfirevic 2006).

3. Ziele der Arbeit

Die Anwendung von Misoprostol in der Geburtshilfe ohne Zulassung für die Geburtseinleitung stellt in der heutigen Praxis immer noch ein Problem dar. Trotz der Anwendung seit über 20 Jahren fehlen genaue Angaben des Herstellers hinsichtlich Indikation, Effektivität, Dosierung, Nebenwirkungen usw. So erfolgt eine Anwendung in der Praxis meist aufgrund von Erfahrungen im Sinne eines hauseigenen Anwendungsprotokolls.
In vielen Studien ließen sich Vorteile von Misoprostol gegenüber Dinoproston nachweisen. Die Studienprotokolle waren hinsichtlich Dosierung, Applikationsart und Einleitungsindikation sehr verschieden.
Ziel dieser retrospektiven Studie ist, Unterschiede bei Einleitung durch orale Misoprostolgabe und vaginaler Dinoprostongabe hinsichtlich Effektivität und Sicherheit aufzuzeigen. Außerdem soll untersucht werden inwiefern mütterliche Eigenschaften den Einleitungserfolg beeinflussen. Zur besseren Beurteilung der Sicherheit wurde eine Gruppe von Normalentbindungen, d.h. nicht eingeleiteten Entbindungen, von Einlingen untersucht. Kern dieser Arbeit ist die Beantwortung der Fragestellung: „Können die Vorteile des PGE_1-Analogons auch bei unserem Patientenkollektiv mit dem entsprechenden Einleitungsprotokoll nachgewiesen werden und kann damit die Berechtigung dieses Medikaments zur Geburtseinleitung untermauert werden?"

4. Patienten und Methoden

4.1 Studienpopulationen

4.1.1 Ein- und Ausschlusskriterien

Insgesamt wurde über einen Zeitraum von 2003 bis 2007 bei ca. 1100 Patientinnen in der Universitätsfrauenklinik Jena die Indikation zur medikamentösen Geburtseinleitung mit Prostaglandinen gestellt.

Entsprechend festgelegter Ausschlusskriterien konnten insgesamt 743 Datensätze in die Studie aufgenommen werden. 644 Frauen wurden der Studienpopulation Misoprostol und 99 Frauen der Studienpopulation Dinoproston zugeordnet. In die Studie eingeschlossen wurden ausschließlich Patientinnen, welche zum Termin von einem lebenden Einling entbunden wurden. Termingerecht wurde ein Schwangerschaftsalter größer als die vollendete 37. Schwangerschaftswoche (37+0) definiert. Ausgeschlossen wurden Patientinnen, welche sowohl mit oralen E_1- als auch vaginalen E_2-Prostaglandinen behandelt wurden.

Die Auswahl eines Normalkollektivs als dritter Studienpopulation erfolgte durch die Betrachtung aller Patientinnen, welche im Jahr 2007 ohne medikamentöse Einleitung von einem lebenden Einling zum Termin entbunden worden. Für diese Gruppe erfüllten 699 Datensätze die Anforderungen zur Aufnahme in die Studie.

Die Erfassung der Daten des Perinatbogens (siehe Anhang A1) erfolgt größtenteils digital über das Patientenverwaltungsprogramm SAP. Hier werden die notwendigen Informationen zur Aufnahme und Geburt über eine entsprechende Eingabemaske eingegeben. Die für diese Studie relevanten Daten konnten zum größten Teil hieraus zur weiteren Bearbeitung extrahiert werden. Einige nicht im Perinatbogen dokumentierte Daten wie Datum und Uhrzeit der ersten Medikamentengabe (zur Berechnung von Einleitungszeit und Geburtsdauer) wurden den Patientenakten direkt entnommen.

4.1.2 Orale Prostaglandinapplikation

Das PGE_1-Derivat Misoprostol (Cytotec®) wird in Deutschland zur Geburtseinleitung momentan ohne Zulassung, d.h. im sogenannten off-label use, verwendet. Das Medikament liegt in Tablettenform mit einer Dosierung von 200 µg vor.

Nach entsprechender Indikationsstellung und Aufklärung wurde bei den Patientinnen zunächst ein Cardiotokogramm (CTG) abgeleitet sowie eine vaginale Untersuchung durchgeführt. Initial wurde eine Dosis von 50 µg verabreicht. Alle 4 Stunden erfolgte nach vorangegangener vaginaler Untersuchung, CTG und unzureichendem Geburtsfortschritt eine weitere Gabe von 100 µg.

Die Indikationen zur Geburtseinleitung sind in Abbildung 4.1 dargestellt. Die Verschlüsselung dieser Indikationen erfolgte im Perinatbogen nach der ICD-10 Kodierung. Bei der ICD handelt es sich um ein von der Weltgesundheitsorganisation (WHO) herausgegebenes, weltweit anerkanntes Diagnoseklassifikationssystem der Medizin, wobei ICD-10 die aktuelle, international gültige Ausgabe bezeichnet. Unter Berücksichtigung der Kodierung ergaben sich insgesamt 6 Gruppen. Die häufigste Indikation stellte die Terminüberschreitung dar. Diese wird an der Klinik für Frauenheilkunde und Geburtshilfe des Jenaer Universitätsklinikums ab gesichertem voraussichtlichen Entbindungstermin (VET)+10 Tage definiert. Von einem vorzeitigen Blasensprung spricht man, wenn vor Beginn der Eröffnungswehen Fruchtwasser abgeht (Kiechle 2006). Veränderungen des Fruchtwasser schließen die Diagnosen Polyhydramnion, Oligohydramnion und Anhydramnion ein. Die Indikation der Plazentainsuffizienz schließt alle pathologischen Zustände der Plazenta ein, welche mit einer intrauterinen Wachstumsretardierung einhergehen. Die Gruppe der maternalen Indikation umfasst alle Zustände, die eine Entbindung wegen mütterlicher Erkrankung, wie z.b. Präeklampsie oder Diabetes mellitus, notwendig machen. Eine kindliche Indikation ergibt sich z.B. bei intrauteriner Wachstumsretardierung oder bei Anzeichen fetaler Hypertrophie.

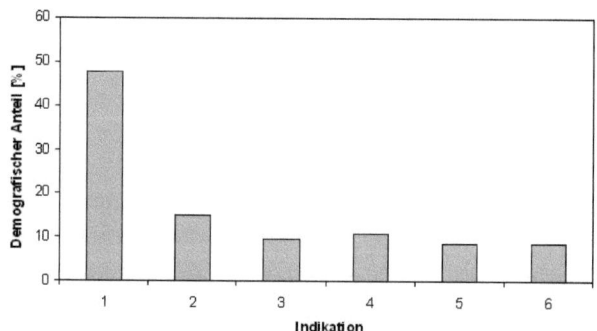

Abbildung 4.1: Anteil verschiedener Indikationen zur Geburtseinleitung mit Misoprostol: (1) Terminüberschreitung, (2) vorzeitiger Blasenoprung, (3) Veränderungen des Fruchtwassers, (4) Plazentainsuffiziens, (5) maternale Indikation, (6) kindliche Indikation.

4.1.3 Vaginale Prostaglandinapplikation

Eine Geburtseinleitung mit dem PGE_2-Derivat Dinoproston (Minprostin®) wurde nach entsprechender Indikationsstellung bei den Patientinnen durchgeführt, bei denen bereits eine transmurale Uterusoperation vorgenommen wurde. Dieser Zustand stellt eine Kontraindikation für eine Misoprostolanwendung dar. Für den angestrebten Gruppenvergleich stellt diese eine gewisse Einschränkung dar die zu berücksichtigen ist. In die Dinoprostongruppe konnten nach Prüfung der Ein- und Ausschlusskriterien 99 Datensätze aufgenommen werden. Wie in der Misoprostolgruppe wurde an den Patientinnen nach entsprechender Aufklärung zunächst ebenfalls ein CTG sowie eine vaginale Untersuchung vorgenommen. Den Frauen wurde initial 1 mg Minprostin®-Gel intravaginal appliziert. Bei unzureichendem Geburtsfortschritt erfolgte nach 6 Stunden eine vaginale Untersuchung sowie eine weitere Gabe von 1-2 mg Minprostin®-Gel. Eine regelmäßige CTG-Kontrolle wurde durchgeführt. Insgesamt erfolgten maximal drei Gaben innerhalb von 24 Stunden.

In Abbildung 4.2 befindet sich die Aufstellung der Indikationen zur Geburtseinleitung mit Dinoproston entsprechend den unter Abschnitt 4.1.2 aufgeführten Definitionen.

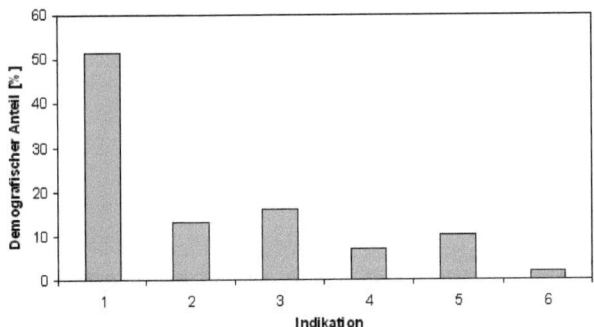

Abbildung 4.2: Anteil verschiedener Indikationen zur Geburtseinleitung mit Dinoproston: (1) Terminüberschreitung, (2) vorzeitiger Blasensprung, (3) Veränderungen des Fruchtwassers, (4) Plazentainsuffiziens, (5) maternale Indikation, (6) kindliche Indikation.

4.1.4 Normalkollektiv

Diese Gruppe umfasst alle Patientinnen, die im Jahre 2007 von einem Einling zum Termin ohne medikamentöse Geburtseinleitung entbunden wurden. Insgesamt konnten 699 Datensätze erhoben werden. Auch hier erfolgte die Erfassung der Daten elektronisch und konnte mittels Perinatbögen ausgewertet werden. Der Vergleich der Einleitungsindikationen zwischen den Gruppen ist unter Abschnitt 5.1.7 des Ergebnisteils dargestellt.

4.2 Klinische Daten

4.2.1 Patientenspezifische Daten

Die exakte Zuordnung der Daten erfolgte durch die Geburtennummer sowie das Jahr der Entbindung. Das Alter der Mutter zum Entbindungszeitpunkt wurde dokumentiert. Das mütterliche Alter in der Misoprostolgruppe lag mit 28,0 Jahren im Mittel niedriger als in der Dinoprostongruppe mit 30,5 Jahren und im Normalkollektiv mit 29,2 Jahren (siehe auch Tabelle A2.1 im Anhang A2).

Weiterhin wurden Gewicht und Größe zum Zeitpunkt der Entbindung ermittelt. Daraus wurde der Body-Mass-Index nach folgender Formel errechnet:

$$BMI = \frac{Gewicht}{Größe^2} \qquad (4.1)$$

Der BMI dient zur Einschätzung des Normalgewichts, ohne Berücksichtigung einer Schwangerschaft. Nach Renz-Polster et al. 2004 ergibt sich folgende Einteilung (siehe Tabelle 4.1).

Tabelle 4.1: BMI-Einteilung in kg/m^2 nach Renz-Polster et al. 2004.

normal	18,5-25
Übergewicht	25-30
Adipositas Grad 1	30-35
Adipositas Grad 2	35-40
massives Übergewicht	>40

Die Zahl vorangegangener Schwangerschaften (Gravidität) sowie Entbindungen (Parität) wurde ebenfalls erfasst.

4.2.2 Entbindungsspezifische Daten

Folgende Kenngrößen stellen entbindungsspezifische Daten dar:
- Schwangerschaftsdauer,
- Einleitungszeit,
- Therapieversager,
- Geburtsdauer,
- Latenzzeit,
- Entbindungsmodus,
- Wehenmittel,
- Schmerztherapie,
- Geburtsverletzungen.

Um Aussagen über die Dauer der Schwangerschaft zu treffen, wurde der Abstand zum voraussichtlichen Entbindungstermin ermittelt. Es wurden alle Datensätze eingeschlossen bei denen der Abstand nicht kleiner als -21 Tage war. Dies entspricht einer Schwangerschaftswoche (SSW) von 37+0.

Die Ermittlung und der Vergleich der Einleitungszeiten stellt eine der wichtigsten Variablen dieser Studie dar, denn hier lassen sich wichtige Aussagen über die Effektivität beider Medikamente ableiten. Zur Ermittlung wurde der Geburtszeitpunkt vom Zeitpunkt der ersten Medikamentengabe subtrahiert. Da Angaben zur Medikamentengabe nicht im Perinatbogen verschlüsselt wurden, mussten diese den einzelnen Patientenakten entnommen werden.

Aus den erstellten Daten konnten auch Aussagen über sogenannte Therapieversager gemacht werden. Einleitungszeiten über 48 Stunden wurden als ein Versagen der Therapie gewertet. Für Betrachtungen zur Einleitungszeit wurden solche Therapieversager nicht mit in die Berechnungen einbezogen. Insgesamt konnten 503 Datensätze für die

Studienpopulation Misoprostol und 66 Datensätze für die Studienpopulation Dinoproston einbezogen werden.

Als Geburtsdauer wurde die Zeit ab Beginn einer regelmäßigen Wehentätigkeit dokumentiert. Eine Regelmäßigkeit schließt zervixwirksame Wehen in einem Abstand von höchstens 5 Minuten ein. Die Geburtsdauer wurde im Perinatbogen digital erfasst. Für einige Datensätze konnten keine Daten ermittelt werden, dies schließt auch die Patientinnen ein, welche abdominell entbunden wurden. Für die Misoprostolgruppe lagen so insgesamt 494, für die Dinoprostongruppe 65 und für das Normalkollektiv 601 Daten vor.

Zur Ermittlung der Latenzzeit, also der Zeit von ersten Medikamentengabe bis zum Beginn der Geburt, wurde die Geburtsdauer von der Einleitungszeit subtrahiert. Zu dieser Betrachtung wurden Frauen mit versagender Therapie, sowie Schnittentbindungen nicht mit einbezogen. Außerdem konnten Datensätze aufgrund fehlender Dokumentation der Einleitungszeit oder der Geburtsdauer nicht mit in die Untersuchung aufgenommen werden. Für die Misoprostolgruppe konnten somit 503 und für die Dinoprostongruppe 66 Datensätze erhoben werden.

Der Entbindungsmodus wurde im Perinatbogen entsprechend der ICD-10 Richtlinien kodiert. Es erfolgte eine Unterteilung in die folgenden 4 Gruppen: Spontanentbindung, Vakuumextraktion, Forceps und Sectio caesarea. Desweiteren wurde erhoben, ob es sich bei den Sectiones um Notsectiones handelt. Die Indikationen konnten dem Perinatbogen in folgender Verschlüsselung entnommen werden:
- pathologisches CTG oder auskultatorisch schlechte kindliche Herztöne,
- sonstige uterine Blutung,
- vorzeitige Plazentalösung,
- drohende/erfolgte Uterusruptur,
- Veränderungen der Farbe des Fruchtwassers,
- Azidose während der Geburt,
- sonstiges.

Die Verwendung zusätzlicher Wehenmittel, wie Oxytocin, wurde mit ja/nein im Perinatbogen gekennzeichnet und in der Studie mit berücksichtigt.

Die Dokumentation der Schmerztherapie wurde unterteilt in Pudendus- und Periduralanästhesie, sowie die Gabe von Analgetika und die Anwendung von Akupunktur unter der Geburt.

Das Auftreten von Geburtsverletzungen wurde erfasst, da sie ein wichtiges Kriterium für das mütterliche Outcome darstellen. Dabei werden Damm-, Zervix-, Scheiden- und Labienrisse sowie parakolpische Hämatome und Episiotomien unterschieden. Verletzungen des Damms wurden nach Geist et al. 2007 in vier Schweregrade unterteilt (siehe Abbildung 4.3) und konnten dahingehend ausgewertet werden.

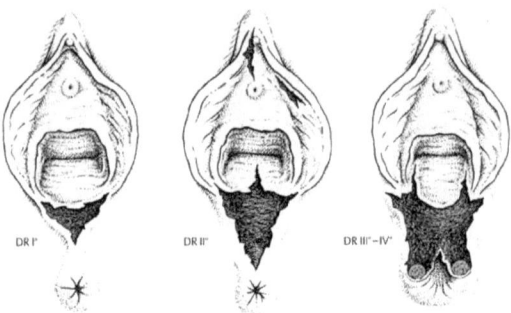

Abbildung 4.3: Dammriss unterteilt in vier Schweregrade nach Geist et al. 2007.

Ein Dammriss umfasst eine Geburtsverletzung, bei der es zum Zerreißen des Scheidenrohres, der Dammhaut und der Damm- und Beckenbodenmuskulatur kommt. Unter einem Dammriss I. Grades versteht man eine Hautverletzung des Damms oder der Vagina. Bei einem Dammriss II. Grades besteht ferner eine Verletzung des *Musculus bulbocavernosus*. Bei einem Dammriss III. Grades besteht eine zusätzliche Verletzung des *Musculus sphinkter ani externus*. Bei einem Dammriss IV. Grades findet sich außerdem eine Läsion des Rektums (Kiechle 2006).

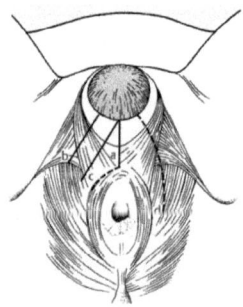

Abbildung 4.4: Episiotomie mit drei Schnittrichtungen (a-c) nach Geist et al. 2007.

Die Schnittrichtung des Dammschnitts ist in 3 Richtungen möglich (Geist et al. 2007). Bei der medialen Epistiotomie erfolgt der Schnitt in der Mittellinie (siehe Abbildung 4.4-a). Bei der mediolateralen Episiotomie wird ausgehend von der hinteren Kommissur im 45° Winkel geschnitten, der *M. bulbocavernosus* wird dabei durchtrennt (siehe Abbildung 4.4-b). Bei der lateralen Schnittrichtung wird der Schnitt ebenfalls im 45° Winkel durchgeführt (siehe Abbildung 4.4-c), jedoch um ca. 2 cm lateral gegenüber Abbildung 4.4-b verschoben.

Zur Erfassung des mütterlichen Outcome wurden folgende postpartalen Komplikationen erfasst:
- Plazentalösungsstörungen,

- Blutungen (>1000 ml),
- Wundheilungsstörungen,
- Sepsis,
- Anämie,
- Fieber,
- allgemeine postpartale Komplikationen (z.B. Rißblutung, Kreislaufdysregulation, Fruchtwasser-Embolie, Harnverhalt),
- Laparotomien.

4.2.3 Kindliche Daten

Um eine Einschätzung des kindlichen Zustandes postnatal zu erheben, dient der allgemein verwendete Apgar-Score. Dieser wird in der 1., 5., 10. und 60. Lebensminute erhoben. Der Apgar-Score der 5. Lebensminute ist für die neonatale Prognose im Allgemeinen am aussagekräftigsten (Stauber und Weyerstahl 2005), deshalb wurde dieser in die Auswertung einbezogen. Tabelle 4.2 führt die einzelnen Kriterien zuzüglich der Bewertung auf. Die Punkte für jeden der aufgeführten Parameter werden addiert, 8-10 Punkte entsprechen einem lebensfrischen Kind, 4-7 Punkte einer mittelgradigen Depression und 0-3 Punkte einer schweren Depression.

Tabelle 4.2: Apgar-Score aus Stauber und Weyerstahl 2005.

Punkte	0	1	2
Atmung	fehlt	langsam/unregelmäßig	regelmäßig, kräftiges Schreien
Puls (Herzfrequenz)	fehlt	<100/Minute	>100/Minute
Reflexe	fehlen	reduziert	Husten, Niesen, Schreien
Muskeltonus und Bewegungen	schlaff, keine Bewegungen	reduziert	gut, aktive Bewegungen
Hautkolorit	blass-blau	Stamm rosig, Extremitäten blau	rosig

Zur Beurteilung der Sauerstoffversorgung unter der Geburt wurde bei jedem Neugeborenen der pH-Wert aus der Nabelschnurarterie bestimmt und entsprechend der Werte in Tabelle 4.3. beurteilt.

Die neonatale Versorgung, die in die Auswertung einbezogen wurde, umfasste Maskenbeatmung, Intubation, Volumensubstitution, Pufferung und Sauerstoffgabe.

Tabelle 4.3: Nabelarterien-pH-Wert nach Kiechle 2006.

pH-Wert im Nabelarterienblut	Bewertung
7,24 - 7,20	Präazidose
7,19 - 7,15	leichte Azidose
7,14 - 7,10	mittelgradige Azidose
7,09 - 7,00	fortgeschrittene Azidose
<7,00	schwere Azidose

Bei einigen Neugeborenen wurde die Verlegung auf die neonatologische Intensivstation notwendig. Die Indikationen für eine Verlegung wurden gemäß ICD-10 verschlüsselt. Zur Vereinfachung diente eine Kategorisierung in folgende Gruppen:
- Atemnot beim Neugeborenen (P 22.-),
- intrauterine Hypoxie (P20.-),
- kardiovaskuläre Krankheiten mit Ursprung in der Perinatalperiode (P29.-),
- Geburtsverletzungen des peripheren Nervensystems (P14.-),
- Sepsis (P36.-),
- intraamniale Infektion (P39.2),
- Infektionen, die für die Perinatalperiode typisch sind (P35.0-P39.0),
- hämorrhagische und hämolytische Erkrankungen, die für die Perinatalperiode typisch sind (P50.0-P61.0),
- transitorische endokrine und Stoffwechselstörungen (P70.0-P74.0),
- Störungen im Zusammenhang mit Schwangerschaftsdauer und fetalem Wachstum (P05.0-P08.0),
- angeborene Fehlbildungen, Deformitäten oder Chromosomenanomalien (Q00-Q99.0),
- sonstige Störungen der Atmung mit Ursprung in der Perinatalperiode (P28.-),
- Aspirationssyndrom (P24.-),
- Beobachtung bei Verdachtsfall (Z3.09).

4.3 Auswertung und statistische Methoden

Die Datenerfassung erfolgte mit Hilfe einer Tabellenauswertung. Ein Teil der Daten ist das Ergebnis der Recherche im perinatalen Dokumentationssystem, weitere wurden nach Einsicht in die Patientenakten hinzugefügt. Zur Auswertung wurden die Daten in das Dateiformat des Statistikprogramms SPSS® Version 11.5.1 konvertiert.

In SPSS® wurden Gruppenvergleiche für unabhängige Grundgesamtheiten durchgeführt. Bei metrischen Zufallsgrößen wurden die Daten zunächst auf Normalverteilung mittels Kolmogorov-Smirnoff-Test geprüft. Von einer Normalverteilung wurde dann ausgegangen, wenn die Nullhypothese nicht abzulehnen war. Wenn im Levene-Test keine unterschiedliche

Varianzen festgestellt wurden, wurde der t-Test zum Mittelwertvergleich herangezogen, ansonsten der t-Test nach Welch. Ergab der Kolmogorov-Smirnoff-Test signifikante Unterschiede zur Normalverteilung, wurde der Mann-Whitney-Test zum Gruppenvergleich verwendet, ebenfalls beim Vergleich ordinaler Zufallsgrößen mit vielen möglichen Werten. Bei dichotomer Ausprägung wurde der Chi-Quadrat-Test zur Häufigkeitsanalyse angewandt.

Zur Prüfung auf linearen Zusammenhang zufälliger Merkmale wurde bei normalverteilten Größen der Pearson-Korrelationskoeffizient ermittelt. Ansonsten kam der Spearman-Korrelationskoeffizient für den monotonen Zusammenhang zum Einsatz. Von einem expliziten Zusammenhang zwischen den Merkmalen wird nur dann ausgegangen, wenn sich der Korrelationskoeffizient signifikant von 0 unterscheidet.

Von einer schwachen Korrelation wird in einem Bereich von $0 \leq r \leq 0{,}3$, von einer mittleren in dem Bereich von $0{,}3 < r \leq 0{,}7$ und von einer starken in einem Bereich von $0{,}7 < r \leq 1$ gesprochen (r = Korrelationskoeffizient).

Zur Bestimmung kausaler Zusammenhänge wurde eine Regressionsanalyse durchgeführt. Als statistisch signifikant wurden alle Ergebnisse mit einem p-Wert <0,05 (Signifikanzwert) bezeichnet.

5. Ergebnisse

5.1 Patientenbezogene Daten

5.1.1 Alter der Mutter

Das mittlere Alter lag in der Misoprostolgruppe bei 28,0±5,5 Jahren (bei einer Spanne von 15-44 Jahren), in der Dinoprostongruppe bei 30,5±5,4 Jahren (19-42 Jahre) und im Normalkollektiv bei 29,2±5,4 Jahren (16-47 Jahre), wobei die Unterschiede zwischen den betrachten Gruppen jeweils als signifikant eingestuft werden konnten (siehe Abbildung 5.1).

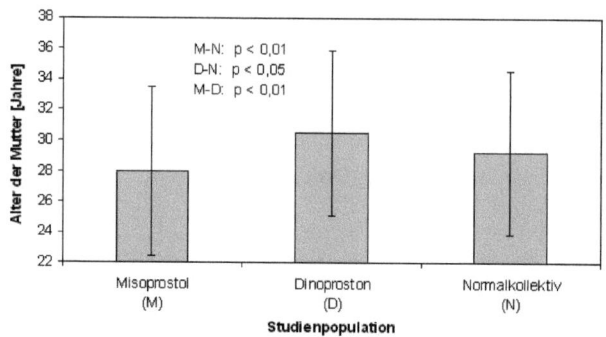

Abbildung 5.1: Altersverteilung und deren Signifikanz für die untersuchten Studienpopulationen.

5.1.2 Gewicht der Mutter

Die Gewichtsverteilung vor der betrachteten Entbindung ergab sich entsprechend Abbildung 5.2. In der Dinoprostongruppe lag das Gewicht mit 85,5±16,3 kg höher als in der Misoprostolgruppe mit 83,6±15,4 kg, eine Signifikanz zwischen beiden Gruppen konnte hier nicht nachgewiesen werden. Im Normalkollektiv wurde ein mütterliches Gewicht von 78,4±12,3 kg ermittelt, welches im Vergleich zu den beiden Studienpopulationen mit medikamentöser Einleitung insgesamt niedriger liegt.

5.1.3 Body-Mass-Index der Mutter

Der BMI der Mutter vor der Entbindung war für die Misoprostolgruppe mit 30,3±8,2 kg/m^2 vergleichbar mit der Dinoprostongruppe 30,4±5,5 kg/m^2, die marginalen Unterschiede sind nicht signifkant (siehe Abbildung 5.3). Für beide Gruppen besteht jedoch eine nachgewiesene Signifikanz zum Normalkollektiv welches sich mit 28,1±4,1 kg/m^2 niedriger gegenüber den beiden betrachteten Gruppen absetzt.

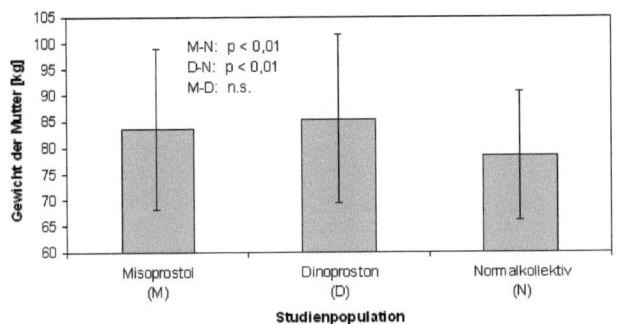

Abbildung 5.2: Gewichtsverteilung und deren Signifikanz zwischen den verschiedenen Studienpopulationen.

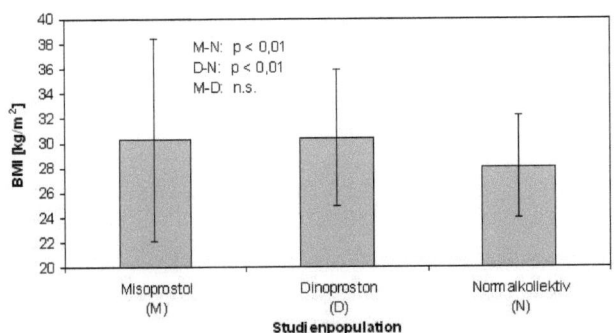

Abbildung 5.3: BMI-Verteilung und statistische Signifikanz zwischen den betrachteten Studienpopulationen.

5.1.4 Gravidität

In der Dinoprostongruppe (2,3±1,3) lag die Anzahl vorangegangener Schwangerschaften im Vergleich zur Misoprostolgruppe (1,7±1,1) und zum Normalkollektiv (1,8±1,2) am höchsten. Bei 58,7% (n=378) in der Misoprostolgruppe, bei 27,3% (n=27) in der Dinoprostongruppe und bei 51,6% (n=361) im Normalkollektiv handelte es sich um die erste Schwangerschaft (siehe Abbildung 5.4). Dieser Unterschied erklärt sich aus der Tatsache, dass Dinoproston häufiger zur Einleitung bei Zustand nach Sectio eingesetzt wurde. Eine statistische Signifikanz besteht zwischen der Dinoprostongruppe und den beiden Vergleichsgruppen (siehe Tabelle A2.1 in Anhang A2).

5.1.5 Parität

Der Mittelwert für die Parität lag für die Dinoprostongruppe (1,0±0,8) im Vergleich zur Misoprostolgruppe (0,5±0,8) und zum Normalkollektiv (0,7±0,9) am höchsten wobei die

Unterschiede signifikant sind (siehe Tabelle A2.1 in Anhang A2). Wie in Abbildung 5.5 dargestellt lag die Zahl der Erstgebärenden in der Misoprostolgruppe mit 67,9% (n=437) über der Zahl in der Dinoprostongruppe mit 29,3% (n=29) und der im Normalkollektiv mit 54,5% (n=381). In der Dinoprostongruppe lag die Anzahl der Zweitgebärenden mit 51,5% (n=51) am höchsten. Dieses Ergebnis lässt sich ebenfalls durch den unter Abschnitt 5.1.4 erläuterten Unterschied erklären.

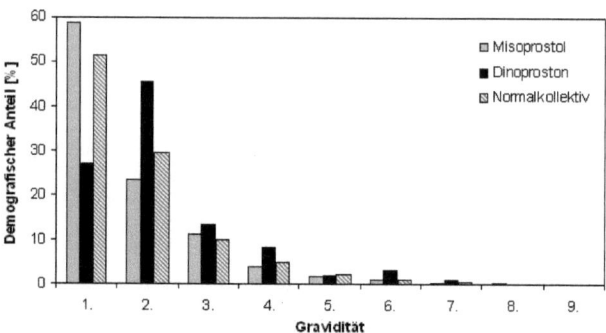

Abbildung 5.4: Prozentuale Verteilung vorangeganger Schwangerschaften in den untersuchten Studienpopulationen.

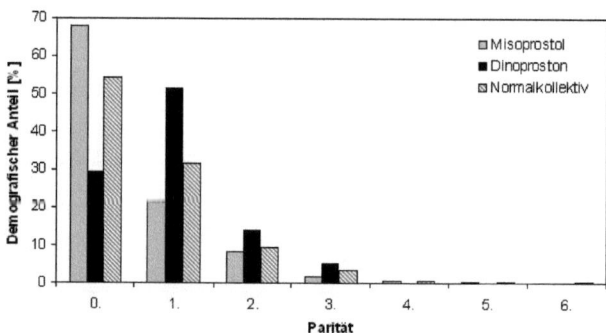

Abbildung 5.5: Prozentuale Verteilung vorangegangener Entbindungen für die verschiedenen Studienpopulationen.

5.1.6 Abstand zum errechneten voraussichtlichen Entbindungstermin

Die Termine der tatsächlichen Entbindung lagen nicht unter -21 Tagen vor dem errechneten Entbindungstermin entsprechend der bereits definierten Ausschlusskriterien. Die Häufigkeitsverteilungen für die untersuchten Studiengruppen sind in Abbildung 5.6 dargestellt. In der Misoprostolgruppe lag der errechnete Mittelwert am höchsten (1,6±8,2 Tage) im Vergleich zur Dinoprostongruppe (1,5±9,2 Tage) und zum Normalkollektiv (−2,7±7,1 Tage). Im Vergleich zum Normalkollektiv lag der Abstand zum errechneten voraussichtlichen Entbindungstermin bei den medikamentös eingeleiteten Entbindungen signifikant höher (p<0,01) wobei jedoch kein signifikanter Unterschied zwischen Misoprostol- und Dinoprostongruppe nachgewiesen werden konnte. Entbindungen, welche keine medikamentöse Unterstützung zur Einleitung benötigten, fanden im Mittel drei Tage vor dem errechneten Entbindungstermin statt.

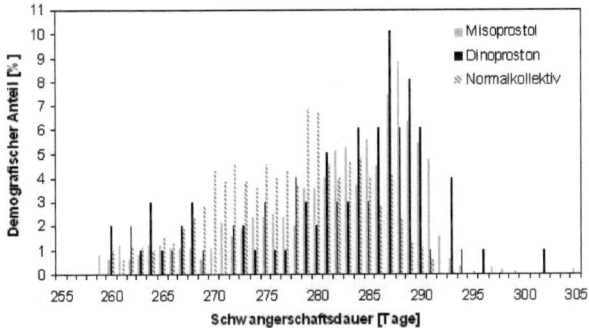

Abbildung 5.6: Häufigkeitsverteilung der Schwangerschaftsdauer für die untersuchten drei Studienpopulationen.

5.1.7 Indikationen zur Geburtseinleitung

In Tabelle 5.1 sind die Häufigkeiten der Einleitungsindikationen im Vergleich beider relevanter Studienpopulationen aufgeführt. Die mit Abstand häufigste Indikation zur medikamentösen Geburtseinleitung stellt die Terminüberschreitung für beide Studienpopulationen dar. In der Misoprostolgruppe stellen ein vorzeitiger Blasensprung und in der Dinoprostongruppe Veränderungen des Fruchtwassers die zweithäufigste Indikation dar. Signifikante Unterschiede konnten insgesamt für die beiden Diagnosen „Veränderungen des Fruchtwassers" und „kindliche Indikation" statistisch gesichert werden (p<0,05).

Tabelle 5.1: Anteile verschiedener Indikationen bei der Geburtseinleitung mit Misoprostol und Dinoproston sowie Signifikanz für das jeweilige Auftreten (n.s. = nicht signifikant, d.h. p>0,05).

Indikation	Misoprostol (n=644)	Dinoproston (n=99)	p-Wert
Terminüberschreitung	307 (47,7%)	51 (51,5%)	n.s.
vorzeitiger Blasensprung	96 (14,9%)	13 (13,1%)	n.s.
Veränderungen des Fruchtwassers	62 (9,6%)	16 (16,2%)	<0,05
Plazentainsuffiziens	69 (10,7%)	7 (7,1%)	n.s.
maternale Indikation	55 (8,5%)	10 (10,1%)	n.s.
kindliche Indikation	55 (8,5%)	2 (2,0%)	<0,05

5.1.8 Einfluss mütterlicher Parameter auf die Effektivität der Geburtseinleitung

Für die Misoprostolgruppe wurde der Einfluss mütterlicher Parameter auf die Effektivität der Geburtseinleitung geprüft.

Ein Zusammenhang zwischen mütterlichen Alter und Einleitungszeit konnte hier statistisch gesichert werden (r=-0,1, p<0,01). Das bedeutet, dass ein niedriges Alter der Mutter mit einer verlängerten Einleitungszeit einhergeht.

Ist das Gewicht der Mutter zur Geburt hoch, dann ist eine längere Einleitungszeit zu erwarten (r=0,1, p<0,01).

Ein Zusammenhang zwischen mütterlichen BMI und Einleitungszeit konnte dagegen nicht nachgewiesen werden.

Die Korrelation von Einleitungszeit und Anzahl vorangegangener Schwangerschaften in der Misoprostolgruppe ergab einen inversen Zusammenhang (r=-0,1, p<0,01). Eine höhere Anzahl früherer Schwangerschaften geht mit kürzeren Einleitungszeiten einher.

Betrachtet man die Mittelwerte der Einleitungszeiten entsprechend einer kategorialen Einteilung, so ergibt sich eine fallende Tendenz der Einleitungszeit mit der Anzahl der vorangegegangenen Schwangerschaften. Diese fallende Tendenz wird deutlich zwischen 1. Gravida (20,9±16,0 Stunden) und 4. Gravida (13,3±7,7 Stunden). Es konnten signifikante Unterschiede zwischen 1. Gravida bis 4. Gravida gesichert werden (p<0,01). In den höheren Kategorien ergeben sich wieder längere Einleitungszeiten, welche aber am ehesten auf die kleine Stichprobe in der Misoprostolgruppe zurückzuführen sind. Die Mittelwerte der Einleitungszeiten sind in Abbildung 5.7 in Abhängigkeit von der Anzahl vorangegangener Schwangerschaften aufgeführt.

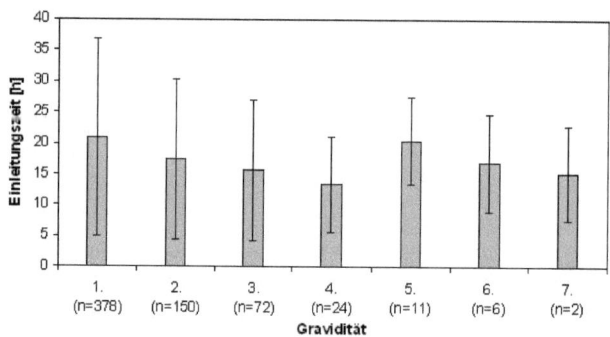

Abbildung 5.7: Zusammenhang zwischen Einleitungszeit und Häufigkeit vorangegangener Schwangerschaften für die Misoprostolgruppe.

Es konnte ein Zusammenhang zwischen Einleitungszeit und vorangegangenen Entbindungen in der Misoprostolgruppe nachgewiesen werden (r=-0,1, p<0,01). Frauen, welche in der Vergangenheit schon entbunden wurden, weisen insgesamt kürzere Einleitungszeiten auf.

Eine Betrachtung der Mittelwerte der Einleitungszeiten gegenüber vorangegangenen Entbindungen entsprechend ihrer Kategorien zeigt hier im Wesentlichen ebenfalls eine fallende Tendenz. So beträgt die mittlere Einleitungszeit bei einer Nulliparität 20,7±15,1 Stunden und bei Frauen nach bereits fünf erfolgten Entbindungen 9,7±0,0 Stunden. Lediglich in der Gruppe der Frauen mit drei vorangegangenen Entbindungen ergibt sich ein erhöhter Wert (17,4±7,9 Stunden). Es konnte im Vergleich der Nulliparität mit der Gruppe der Erst- und Zweitparitäten ein signifikanter Unterschied hinsichtlich der Einleitungszeiten gesichert werden (p<0,01). Abbildung 5.8 soll den Zusammenhang zwischen Einleitungszeit und der Anzahl vorangegangener Entbindungen veranschaulichen.

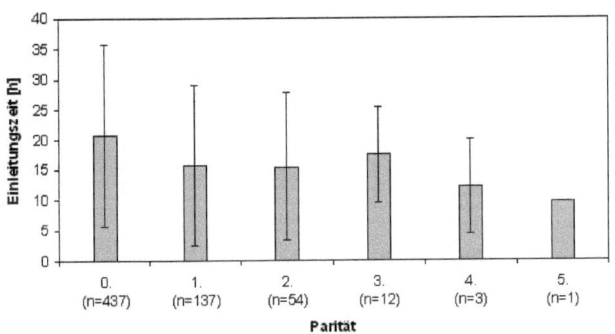

Abbildung 5.8: Zusammenhang zwischen Einleitungszeit und vorangegangenen Entbindungen für die Misoprostolgruppe.

Insgesamt konnte kein signifikanter Zusammenhang zwischen Einleitungszeit mit Misoprostol und dem Abstand zum errechneten Entbindungstermin nachgewiesen werden. Eine Regressionsanalyse konnte den Einfluss der patientenspezifischen Daten wie Gewicht, BMI, Para, Gravida und Abstand zum VET auf die Einleitungszeit nicht bestätigen. Die unabhängigen Variablen klären lediglich zu 0,036% die Varianz an der abhängigen Variable auf.

5.2 Vergleich der Effektivität beider Einleitungsregime

5.2.1 Einleitungszeit

Die Einleitungszeiten für die Misoprostol- und Dinoprostongruppe sind in Tabelle 5.2 zusammengefasst. Die Einleitungszeit lag in der Misoprostolgruppe im Mittel niedriger (18,3±12,9 Stunden) als in der Dinoprostongruppe (25,5±18,3 Stunden). Der Gruppenvergleich der mittleren Einleitungszeit zeigte im Allgemeinen keinen signifikanten Unterschied.

Innerhalb von 24 Stunden nach Erhalt der 1. Medikamentengabe wurden 81% der Frauen nach Misoprostol- und 68% der Fauen nach Dinoprostongabe entbunden. Im

Gruppenvergleich ließ sich dieser Unterschied als signifikant einstufen (p<0,05). Der Vergleich der weiteren zeitlichen Kategorien erbrachte keine signifikanten Unterschiede. Die Anzahl der Therapieversager, d.h. eine Entbindung erst 48 Stunden nach 1. Medikamentengabe, lag in der Misoprostolgruppe bei 3,0% und in der Dinoprostongruppe bei 6,1%. Im Gruppenvergleich ergibt sich hier hinsichtlich des Auftretens von Therapieversagern aufgrund der unterschiedlichen Gruppenstärke jedoch kein signifikanter Unterschied.

Tabelle 5.2: Anteil der Einleitungszeit für die Misoprostol- und Dinoprostongruppe sowie Signifikanz des Auftretens für beide Studienpopulationen (n.s. = nicht signifikant, d.h. p>0,05).

Einleitungszeit	Misoprostol (n=503)	Dinoproston (n=66)	p-Wert
<12 Stunden	154 (30,6%)	24 (36,4%)	n.s.
<24 Stunden	407 (80,9%)	45 (68,2%)	<0,05
<36 Stunden	473 (94,0%)	61 (92,4%)	n.s.
<48 Stunden	488 (97,0%)	1 (93,9%)	n.s.

In der Misoprostolgruppe konnte kein signifkanter Zusammenhang zwischen Einleitungszeit und Abstand zum errechneten voraussichtlichen Entbindungstermin nachgewiesen werden.

5.2.2 Latenzzeit

Die Latenzzeit bis zum Einsetzen der Wehen für Misoprostol- und Dinoprostongruppe ist in Abbildung 5.9 dargestellt. Der Mittelwert in der Misoprostolgruppe lag niedriger (11,3±8,2 Stunden) als in der Dinoprostongruppe (12,3±9,3 Stunden). Der Gruppenvergleich mittels t-Test ergab keinen signifikanten Unterschied zwischen beiden Gruppen hinsichtlich der Latenzzeiten.

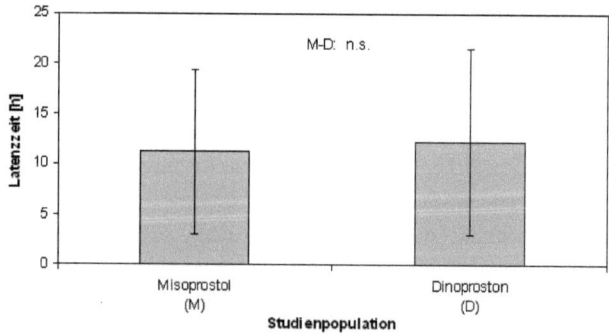

Abbildung 5.9: Gruppenvergleich der Latenzzeit für die Misoprostol- und Dinoprostongruppe.

5.2.3 Geburtsdauer

Nach Misoprostolgabe lag die Geburtsdauer im Mittel bei 7,8±7,4 Stunden, im Vergleich nach Dinoprostongabe 7,7±6,4 Stunden und ohne medikamentöse Geburtseinleitung 8,6±5,7 Stunden (siehe Abbildung 5.10). Der Gruppenvergleich zeigte keine signifikanten Unterschiede zwischen den Studienpopulationen.

Innerhalb von 8 Stunden wurden in der Misoprostolgruppe 67,4%, in der Dinoprostongruppe 75,4% und im Normalkollektiv 59,7% entbunden. Tabelle 5.3 führt die Geburtsdauer entsprechend zeitlicher Kategorien auf.

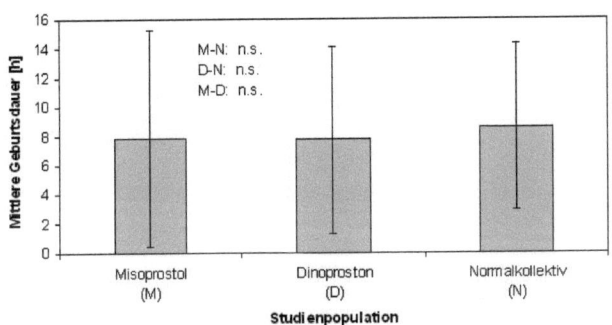

Abbildung 5.10: Gruppenvergleich der Geburtsdauer für alle untersuchten Studienpopulationen.

Tabelle 5.3: Anteil der Geburtsdauer für alle untersuchten Studienpopulationen sowie Signifikanz des Auftretens (n.s. = nicht signifikant, d.h. p>0,05).

Geburtsdauer	Misoprostol (n=494)	Dinoproston (n=65)	Normalkollektiv (n=601)	p-Wert (M-N)	p-Wert (D-N)	p-Wert (M-D)
<8 Stunden	333 (67,4%)	49 (75,4%)	359 (59,7%)	<0,05	<0,05	n.s.
<12 Stunden	435 (88,1%)	59 (90,8%)	498 (82,9%)	n.s.	n.s.	n.s.
<16 Stunden	466 (94,3%)	62 (95,4%)	563 (93,7%)	n.s.	n.s.	n.s.
<20 Stunden	478 (96,8%)	63 (96,9%)	587 (97,7%)	n.s.	n.s.	n.s.

Betrachtet man die Kategorie der Geburtsdauer <8 Stunden im Gruppenvergleich (siehe Abbildung 5.11) so ergeben sich zwischen den eingeleiteten Entbindungen keine signifikanten Unterschiede. Bei einem Vergleich zwischen der Misoprostolgruppe und dem Normalkollektiv ergibt sich ein signifikanter Unterschied (p<0,05). Auch bei einem Vergleich zwischen der Dinoprostongruppe und dem Normalkollektiv konnte ein Unterschied statistisch gesichert werden (p<0,05). Somit weisen Frauen bei eingeleiteten Entbindungen häufiger eine Geburtsdauer kleiner als 8 Stunden im Vergleich zum Normalkollektiv auf.

Es findet sich ein signifikanter Zusammenhang zwischen Latenzzeit und Geburtsdauer bei beiden eingeleiteten Kollektiven (p<0,01). So gehen längere Latenzzeiten mit kürzerer Geburtsdauer einher.

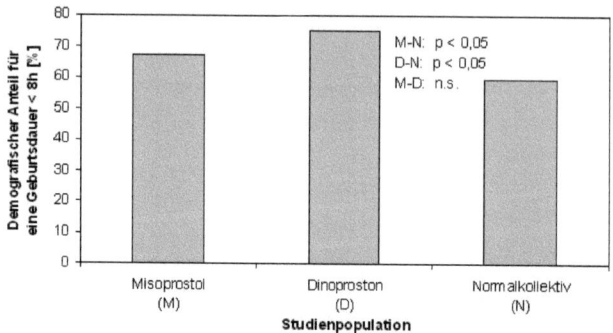

Abbildung 5.11: Häufigkeit einer Geburtsdauer <8 Stunden für alle drei Studienpopulationen.

5.3 Vergleich der Sicherheit beider Einleitungsregime

5.3.1 Entbindungsmodus

Nach Misoprostolgabe konnten 68,6% der Frauen spontan entbunden werden (siehe Tabelle 5.4). Nach Dinoprostongabe lag der Prozentsatz vaginaler Entbindungen bei 64,6% im Vergleich zu 79,4% des Normalkollektivs. Betrachtet man die Anzahl der Spontanentbindungen im Gruppenvergleich, findet sich zwischen der Einleitung mit Misoprostol und Dinoproston kein signifikanter Unterschied. Der Vergleich der Misoprostol- mit der Kontrollgruppe ergibt einen signifikanten Unterschied (p<0,01). Spontanentbindungen sind somit im Normalkollektiv im Vergleich zu eingeleiteten Entbindungen häufiger.

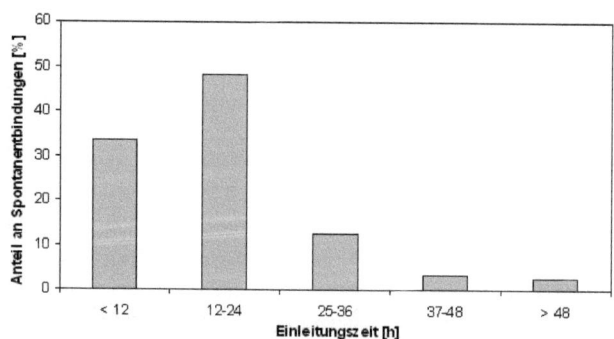

Abbildung 5.12: Häufigkeit von Spontanentbindungen im zeitlichen Verlauf der Einleitung mit Misoprostol.

In einer Häufigkeitsanalyse der Spontanentbindungen gegenüber der Einleitungszeiten zeigt sich der höchste prozentuale Anteil in einem Zeitraum von 12-24 Stunden in der Misoprostolgruppe (siehe Abbildung 5.12). Mit steigender Einleitungszeit geht der Anteil der Spontanentbindungen zurück.
Die Häufigkeit vaginal-operativer Entbindungen ist ebenfalls in Tabelle 5.4 zusammengefasst. Vakuumextraktionen wurden gehäuft im Normalkollektiv durchgeführt. Eine operative Entbindung mittels Zange wurde öfter in der Misoprostolgruppe durchgeführt. Dieser Unterschied ließ sich statistisch im Vergleich zur Dinoprostongruppe (p<0,05) und zum Normalkollektiv (p<0,01) sichern.

Tabelle 5.4: Anteil verschiedener Entbindungsmodi für alle drei Studienpopulationen einschließlich der Signifikanz des Auftretens (n.s. = nicht signifikant, d.h. p>0,05).

Geburtsdauer	Misoprostol (n=644)	Dinoproston (n=99)	Normalkollektiv (n=699)	p-Wert (M-N)	p-Wert (D-N)	p-Wert (M-D)
Spontanentbindung	442 (68,6%)	64 (64,6%)	555 (79,4%)	<0,01	<0,01	n.s.
Vakuumextraktion	23 (3,6%)	1 (1,0%)	36 (5,2%)	n.s.	n.s.	n.s.
Forceps	38 (5,9%)	1 (1,0%)	15 (2,1%)	<0,01	n.s.	<0,05
Sectio	141 (21,9%)	33 (33,3%)	93 (13,3%)	<0,01	<0,01	<0,05

Der Anteil der Sectiones lag in der Misoprostolgruppe bei 21,9% im Vergleich Dinoprostongruppe mit 33,3% (vergleiche Abbildung 5.13). Im Normalkollektiv wurde in 13,3% der Fälle die Indikation zur Sectio gestellt. Im Gruppenvergleich ergab dies folgendes Ergebnis: Zwischen den Studienpopulationen Misoprostol und Dinoproston ergibt sich eine signifikanter Unterschied (p<0,05). In der Dinoprostongruppe wurde im Vergleich zur Misoprostolgruppe eine Sectio häufiger durchgeführt. Im Vergleich der Misoprostolgruppe zum Normalkollektiv ergibt sich ebenfalls ein signifikanter Unterschied (p<0,01).

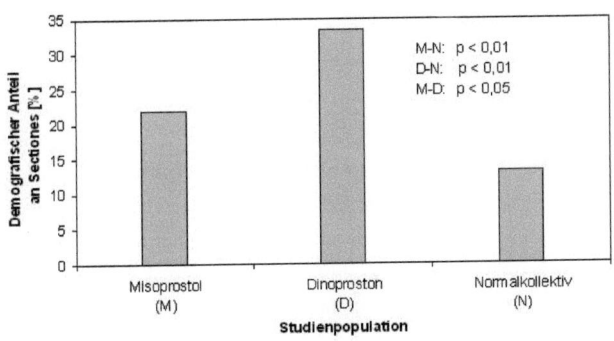

Abbildung 5.13: Anteil der Sectiones für alle betrachteten Studienpopulationen.

Der Anteil der Notsectiones liegt in der Misoprostolgruppe bei 2,0% und in der Dinoprostongruppe bei 3,0%. Im Normalkollektiv wurde nur in 1,0% der Geburten dieser schnelle operative Eingriff notwendig. Aufgrund der kleinen Fallzahl fanden sich keine statistischen Unterschiede (siehe Tabelle A2.1 in Anhang A2).
In Tabelle 5.5 sind die Indikationen zur Notsectio für die drei Studiengruppen gegenübergestellt. Die mit Abstand häufigste Indikation zur Notsectio stellt in allen drei Gruppen das pathologische CTG dar.

Tabelle 5.5: Notsectioindikationen für alle drei Studienpopulationen.

Notsectioindikation	Misoprostol (n=644)	Dinoproston (n=99)	Normalkollektiv (n=699)
pathologisches CTG	6 (46,2%)	2 (66,7%)	4 (57,1%)
sonstige uterine Blutung	1 (7,7%)	-	-
Azidose während Geburt	2 (15,4%)	-	-
drohende/erfolgte Uterusruptur	2 (15,4%)	1 (33,3%)	-
grünes Fruchtwasser	1 (7,7%)	-	-
vorzeitige Plazentalösung	1 (7,7%)	-	2 (28,6%)
Sonstiges	-	-	1 (14,3%)

5.3.2 Wehenmittel

Die Verwendung von Oxytocin wurde in der Misoprostolgruppe bei 25,5%, in der Dinoprostongruppe bei 26,3% und im Normalkollektiv bei 19,9% der Patientinnen notwendig. An dieser Stelle kann lediglich der Unterschied zwischen Misoprostolgruppe und Normalkollektiv als signifikant ($p<0,05$) eingestuft werden (siehe Tabelle A2.1 in Anhang A2).

5.3.3 Anästhesie

Eine Pudendusanästhesie erhielten in allen Gruppen ca. 1% der Patientinnen. Eine Akupunktur wurde ebenfalls in ca. 1% der Fälle in allen Studiengruppen in Anspruch genommen. In der Schmerztherapie unterscheiden sich die 3 Studiengruppen hinsichtlich Pudendusanästhesie und Akupunktur damit nicht signifikant (siehe Tabelle A2.1 in Anhang A2). Abbildung 5.14 führt die Verteilung der Periduralanästhesien der 3 Studiengruppen auf. Es wird ersichtlich, dass in der Misoprostol- und Dinoprostongruppe mit 19,9% und 19,0% der Anteil der Periduralanästhesien im Vergleich zum Normalkollektiv etwa doppelt so hoch liegt, wobei die Unterschiede statistisch signifikant ($p<0,01$) sind.

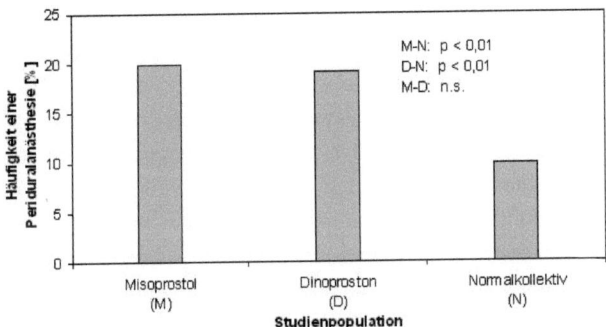

Abbildung 5.14: Häufigkeit einer Periduralanästhesie für alle drei Studienpopulationen.

5.3.4 Mütterliche Komplikationen

5.3.4.1 Uterusruptur

Die drohende bzw. die erfolgte Uterusruptur ist eine der schwerwiegendsten Komplikationen der medikamentösen Geburtseinleitung. In der Misoprostolgruppe traten zwei Fälle und in der Dinoprostongruppe ein Fall dieser Komplikation auf.

Es erfolgt an dieser Stelle eine kurze Vorstellung dieser 3 Fälle:

Im ersten Fall handelt es sich um eine 31 jährige 3. Gravida 1. Para, welche wegen Harnverhalts in der 38. SSW aufgenommen wurde. Nebenbefundlich zeigte sich im Ultraschall ein Oligohydramion. Daraufhin wurde die Indikation zur Einleitung mittels Misoprostol gestellt.

In der geburtshilflichen Anamnese wurde 2003 eine missed abortion mit anschließender Curettage und 2004 eine Spontanentbindung nach Einleitung aufgrund einer Präeklampsie erfasst.

In der aktuellen Schwangerschaft stellte sich die Patientin in der 25. Woche mit Zervixinsuffizienz sowie einer vaginalen Infektion mit Enterokokken und *Candida albicans* vor. Nach Indikationsstellung erfolgte eine zweimalige Misoprostolgabe. Knapp 4 Stunden nach der letzten Gabe wurde wegen fetaler Bradykardie in der Austreibungsperiode und schlagartig ausbleibenden Wehen die Indikation zur Notsectio, bei Verdacht auf erfolgte Uterusruptur, gestellt. Intraoperativ zeigte sich ein Riss der gesamten Uterusseitenwand beginnend an den Uterinagefäßen bis zum Fundus, mit einer bereits abgelösten richtigsitzenden Plazenta. Das Kind zeigte sich bei einem 5-Minuten Apgar von 5 und einem arteriellen pH-Wert von 6,73 zunächst reanimationspflichtig mit erforderlicher Intubation. Im weiteren Verlauf konnte sein Zustand stabilisiert werden.

In einem zweiten Fall handelt es sich um eine 29 jährige 7. Gravida, 4. Para. Sie wurde in der 40. SSW aufgrund einer chronischen Plazentainsuffizienz zur medikamentösen Geburtseinleitung aufgenommen.

1994, 1995, 1997, 1998 erfolgten komplikationslose Spontanentbindungen. 1998 erfolgte ein Schwangerschaftsabbruch, 2001 eine Konisation und 2005 ein weiterer Schwangerschaftsabbruch.

Es wurden insgesamt vier Misoprostolgaben verabreicht. Knapp vier Stunden nach der letzten Gabe zeigte sich eine plötzliche fetale Bradykardie sowie eine überregelstarke Blutung ex utero. Es wurde sofort die Indikation zur Notsectio gestellt. Intraoperativ zeigte sich eine Ruptur am isthmocervicalen Übergang der Uterusvorderwand und ein Abriss des Uterus vom linken Parametrium. Die Ruptur reichte links bis in das mittlere Uterusdrittel mit einer abgerissenen A. uterinae links. Das Kind war bei einem arteriellen pH-Wert von 6,84 und einem 5-Minuten Apgar von 4 zunächst beeinträchtigt und musste intubiert werden. Im weiteren stationären Verlauf konnte sein Zustand stabilisiert werden.

10 Wochen nach erfolgter Operation wurde die erneute stationäre Aufnahme bei rezidivierenden Endomyometritiden mit jauchendem Ausfluss notwendig. Es erfolgte daraufhin eine abdominale Hysterektomie mit Adnexen links sowie einer Tubektomie rechts.

Im dritten Fall handelt es sich um eine Einleitung mittels Minprostingel. Die Patientin kommt zur stationären Aufnahme wegen Terminüberschreitung. Es handelt sich um eine 32jährige 4. Gravida, 2. Para. 1991 erfolgte ein Schwangerschaftsabbruch. 1992 eine Notsectio bei fetaler Bradykardie. 1997 wurde ein weiterer Schwangerschaftsabbruch durchgeführt.

Der Patientin wurde zweimal das Minprostingel vaginal appliziert. Zwei Stunden nach der letzten Gabe zeigte sich ein pathologisches CTG bei V. a. drohende Uterusruptur bei bestehender alter Sectionarbe. Die sofortige abdominelle Entbindung wurde veranlasst. Intraoperativ zeigte sich das untere Uterinsegment sehr dünn ausgezogen. Eine Ruptur konnte verhindert und das Kind konnte ohne größere Beeinträchtigungen entbunden werden.

5.3.5 Weichteilverletzungen

Unter Weichteilverletzungen werden der Dammriss I., II. und III. Grades, der Zervixriss, der Scheidenriss, der Labienriss, das parakolpische Hämatom und die Episiotomie gezählt. Tabelle 5.6 stellt die aufgetretenen Dammverletzungen, also Dammriss und Episiotomien, für alle untersuchten Studienpopulationen dar.

Betrachtet man alle Graduierungen der Dammrisse konnten zwischen Misoprostolgruppe und Dinoprostongruppe keine signifikanten Unterschiede nachgewiesen werden. Zwischen Misoprostolgruppe und Normalkollektiv zeigte sich ein signifikanter Unterschied (p<0,01). Eine Geburt ohne Verletzung des Damms fand sich in der Misoprostolgruppe häufiger als im Normalkollektiv.

In Abbildung 5.15 erfolgt der Vergleich der Studiengruppen hinsichtlich des Dammrisses unterteilt in die drei Schweregrade. In der Misoprostolgruppe lag ein Dammriss in insgesamt 20% aller Fälle vor, ein Dammriss I. Grades trat dabei in 10,6% der Fälle auf, bei 8,9% ein

Dammriss II. und bei 0,2% III. Grades. In der Dinoprostongruppe kam ein Dammriss I. Grades bei 13,1% der Patientinnen und ein Dammriss II. Grades bei 12,1% vor. Im Normalkollektiv trat in 26,5% der Fälle eine Verletzung des Damms auf. Eine leichtere Verletzung trat bei 13,3%, eine mittelschwere bei 11,6% der Fälle und eine schwere Verletzung bei 1,6% der Patientinnen auf. Hiermit wird deutlich, dass Dammverletzungen im Normalkollektiv häufiger vorgekommen sind als bei eingeleiteten Entbindungen. Es traten hier die schweren Verletzungen des Damms häufiger auf. In der Dinoprostongruppe konnten schwere Verletzungen, also Dammrisse III. Grades, nicht beobachtet werden. Der Gruppenvergleich ist ebenfalls in Tabelle 5.6 mit Hilfe der p-Werte dokumentiert.

Tabelle 5.6: Häufigkeit des Auftretens von Dammverletzungen für die untersuchten Studienpopulationen sowie Signifikanz des Auftretens (n.s. = nicht signifikant, d.h. p>0,05).

Dammverletzungen	Misoprostol (n=644)	Dinoproston (n=99)	Normalkollektiv (n=699)	p-Wert (M-N)	p-Wert (D-N)	p-Wert (M-D)
Dammverletzungen gesamt	277 (43,0%)	51 (51,5%)	376 (53,8%)	n.s.	n.s.	n.s.
Dammriss I. Grades	68 (10,6%)	13 (13,1%)	93 (13,3%)	n.s.	n.s.	n.s.
Dammriss II. Grades	57 (8,9%)	12 (12,1%)	81 (11,6%)	<0,05	n.s.	n.s.
Dammriss III. Grades	1 (0,15%)	0	11 (1,6%)	<0,01	n.s.	n.s.
Gesamte Dammrisse	126 (19,6%)	25 (25,2%)	185 (26,5%)	<0,01	n.s.	n.s.

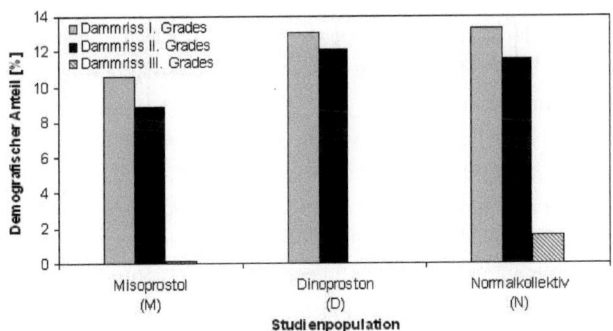

Abbildung 5.15: Gruppenvergleich der Diagnose Dammriss unterteilt in drei Schweregrade für alle Studienpopulationen.

Aus Tabelle 5.6 geht hervor, dass ein signifikanter Unterschied zwischen der Misoprostolgruppe und dem Normalkollektiv besteht. Das Auftreten eines Dammrisses ist im Normalkollektiv häufiger. Außerdem zeigen sich signifikante Unterschiede bei Grad II und III, auch hier traten vermehrt Fälle im Normalkollektiv auf.

Scheidenrisse traten in der Misoprostolgruppe in 25,2% in der Dinoprostongruppe in 23,2% und im Normalkollektiv in 29,0% der Fälle auf. Im Gruppenvergleich ergaben sich keine signifikanten Unterschiede.

Eine Zervixverletzung trat nach Dinoprostongabe nicht auf. Demgegenüber fand sich nach Misoprostolgabe in 6,1% der Fälle und im Normalkollektiv in 1,0% der Fälle diese Verletzung (siehe Abbildung 5.16). Zwischen Misoprostolgruppe und Dinoprostongruppe zeigte sich erwartungsgemäß ein signifikanter Unterschied (p<0,05). Ein Vergleich zwischen Dinoprostongruppe und Normalkollektiv ergab ebenfalls ein signifikantes Ergebnis (p<0,01). Bei Misoprostolgabe scheint somit die Gefahr der Zervixverletzung im Vergleich zum Normalkollektiv höher.

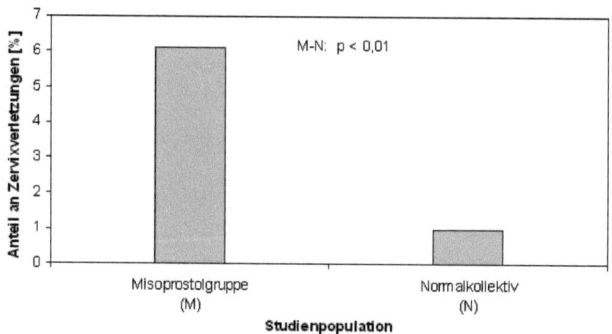

Abbildung 5.16: Vergleich der Anteile an Zervixverletzungen zwischen Misoprostolgruppe und Normalkollektiv.

Labienrisse wurden in der Misoprostolgruppe in 15,1% in der Dinoprostongruppe in 18,2% und im Normalkollektiv in 22,0% der Fälle dokumentiert. Der Gruppenvergleich erbrachte keine signifikanten Unterschiede.

Ein parakolpisches Hämatom trat in der Dinoprostongruppe nicht und in der Misoprostolgruppe und im Normalkollektiv in jeweils einem Fall auf. Der Gruppenvergleich zwischen allen Studienpopulationen ergab keine statistisch signifikanten Unterschiede.

In der Misoprostolgruppe wurde bei 23,8% eine Episiotomie vorgenommen, für 1,2% in mediane und 22,6% in mediolaterale Schnittrichtung. In der Dinoprostongruppe wurde die Indikation zur medianen in 10,1% der Fälle und einer mediolaterale Episiotomie in 18,2% der Fälle gestellt. Im Normalkollektiv wurden in 28,5% der Fälle Episiotomien vorgenommen, davon 0,3% median und 28,2% mediolateral. Abbildung 5.17 verdeutlicht, dass in der Studienpopulation Misoprostol die wenigsten Episiotomien durchgeführt wurden.

Der Gruppenvergleich hinsichtlich der Häufigkeit der Episiotomie zeigte zwischen der Studienpopulation Misoprostol und Dinoproston keinen statistisch signifikanten Unterschied. Der Vergleich zwischen der Misoprostolgruppe und dem Normalkollektiv ergab ein statistisch signifikantes Ergebniss (p<0,05). Somit wurden Episiotomien in der Misoprostolgruppe seltener geschnitten.

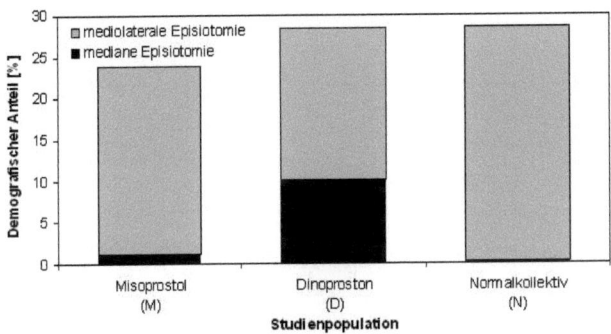

Abbildung 5.17: Häufigkeit der nach Schnittrichtung unterteilten Episiotomien für alle drei Studienpopulationen.

5.3.5.1 Postpartale Komplikationen

Die erhobenen Komplikationen umfassen alle postpartalen Störungen, die den mütterlichen Organismus betreffen. Dabei handelt es sich um allgemeine postpartale Komplikationen, Blutungen, Plazentalösungsstörungen, Wundheilungsstörungen, Laparotomien, Sepsis, Fieber und postpartal aufgetretene Anämien.

Allgemeine postpartale Komplikationen traten nach Misoprostolgabe in 4 Fällen auf. In Normalkollektiv konnten 2 Fälle mit allgemeinen postpartalen Komplikationen beobachtet werden. In der Studienpopulation Dinoproston traten keine allgemeinen postpartalen Komplikationen auf.

Blutungen traten in der Dinoprostongruppe mit 4,0% am häufigsten auf. In der Misoprostolgruppe und im Normalkollektiv wurden in jeweils 2,2% bzw. 2,0% der Fälle eine Blutung beobachtet. Im Gruppenvergleich zeigten sich keine signifikanten Unterschiede.

Plazentalösungsstörungen traten mit 5,1% in der Dinoprostongruppe am häufigsten auf. In der Misoprostolgruppe und im Normalkollektiv lag der Prozentsatz bei 4,3% bzw. 3,9%. Im Gruppenvergleich konnten auch hier keine signifikanten Ergebnisse erhoben werden.

Wundheilungsstörungen, Laparotomien und Sepsis stellen Komplikationen dar, welche in keiner der 3 Studiengruppen auftraten.

Postpartal aufgetretenes Fieber konnte lediglich in der Misoprostolgruppe beobachtet werden. Hier lag der Prozentsatz bei 4,8%. Im Gruppenvergleich zeigten sich zur Dinoprostongruppe ($p<0,05$) und zum Normalkollektiv ($p<0,01$) signifikante Unterschiede.

Eine postpartal aufgetretene Anämie wiesen Patientinnen des Normalkollektivs am häufigsten mit 23,6% auf (siehe Abbildung 5.18). In der Misoprostolgruppe lag der Prozentsatz bei 15,7% und in der Dinoprostongruppe bei 18,2%. In der Misoprostolgruppe konnte im Vergleich zur Dinoprostongruppe kein signifikanter Unterschied nachgewiesen werden. Im Vergleich der Studienpopulation Misoprostol zum Normalkollektiv ergibt sich hingegen ein signifikanter Unterschied ($p<0,01$). So scheint die Anwendung von

Prostaglandinderivaten zur Geburteinleitung das Risiko für eine postpartale Anämie zu senken.

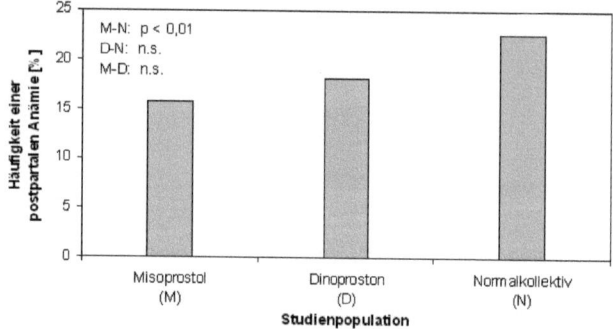

Abbildung 5.18: Prozentualle Verteilung der Diagnose postpartale Anämie für alle drei Studienpopulationen sowie Signifikanz des Auftretens (n.s. = nicht signifikant, d.h. p>0,05).

5.3.6 Einfluss der Geburtseinleitung mit Prostaglandinderivaten auf das neonatale Outcome

5.3.6.1 Apgarwert nach 5 Minuten

Die mittels Apgar-Score nach 5 Minuten beurteilten Vitalitätsparameter des Neugeborenen ließen im Mittelwert keinen Unterschied zwischen den Gruppen erkennen.
In Tabelle 5.7 findet sich eine Übersicht der 3 Studienpopulationen hinsichtlich der Unterteilung in lebensfrisches Kind (Apgar 8-10), Kind mit mittelgradiger Depression (Apgar 4-7) und Kind mit schwerer Depression (Apgar 0-3). Dabei wird ersichtlich, dass im Vergleich zur Misoprostolgruppe signifikant mehr Kinder des Normalkollektivs einen Apgar-Score von 8-10 erreichen (p<0,01)
Im Vergleich zeigen sich zwischen den beiden Medikamenten zur Geburtseinleitung keine Unterschiede.

Tabelle 5.7: Häufigkeit der Verteilung des 5-Minuten-Apgar (gesamt und unterteilt in Kategorien) für alle drei Studienpopulatione sowie Signifikanz des Auftretens (n.s. = nicht signifikant, d.h. p>0,05).

Dammverletzungen	Misoprostol (n=644)	Dinoproston (n=99)	Normalkollektiv (n=699)	p-Wert (M-N)	p-Wert (D-N)	p-Wert (M-D)
Gesamt	8,8 ± 1,0 (3-10)	8,8 ± 1,0 (4-10)	9,0 ± 0,8 (2-10)	<0,01	n.s.	n.s.
8-10	592 (91,9%)	92 (92,9%)	675 (96,6%)	<0,01	n.s.	n.s.
4-7	50 (7,8%)	7 (7,1%)	23 (3,3%)	n.s.	n.s.	n.s.
0-3	2 (0,3%)	-	1 (0,1%)	n.s.	n.s.	n.s.

5.3.6.2 pH-Wert der Nabelarterie

Die Verteilung des pH-Werts der Nabelarterie ist in Abbildung 5.19 gezeigt. Der arterielle Nabel pH-Wert lag in der Misoprostolgruppe bei 7,19±0,65. In der Dinoprostongruppe wurde im Mittel ein pH-Wert von 7,15±0,74 gemessen. Im Normalkollektiv dokumentierte man im Mittel einen pH-Wert von 7,15±0,87. Diese Werte liegen alle im Bereich einer leichten Azidose. Der Gruppenvergleich zwischen den Studienpopulationen erbrachte keine signifikanten Unterschiede.

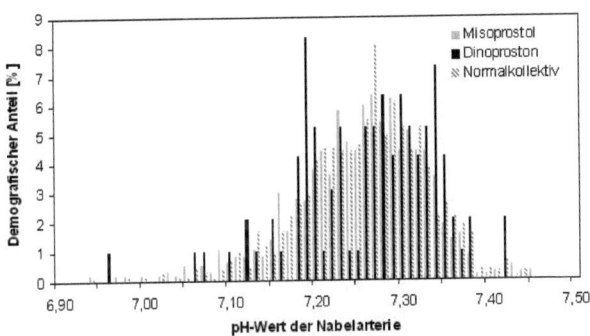

Abbildung 5.19: Häufigkeitsverteilung für den pH-Wert der Nabelarterie für die betrachteten Studienpopulationen.

Eine Korrelation in der Misoprostolgruppe zeigte keinen Zusammenhang zwischen Dauer der Einleitungszeit und Höhe des pH-Wertes.

5.3.7 Kindliche Komplikationen

5.3.7.1 Verlegung auf die neonatologische Intensivstation

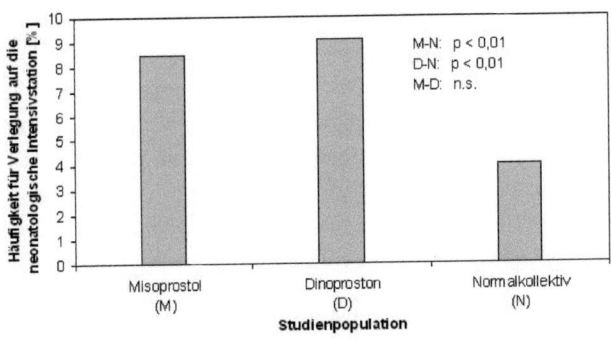

Abbildung 5.20: Häufigkeit für eine Verlegung auf die neonatologische Intensivstation für alle drei Studienpopulationen sowie deren statistische Signifikanz zwischen den untersuchten Gruppen (n.s. = nicht signifikant, d.h. p>0,05).

Es erfolgte eine Verlegung auf die neonatologische Intensivstation nach Misoprostolgabe in 8,5% und nach Dinoprostongabe in 9,1% der Fälle (siehe Abbildung 5.20). Im Normalkollektiv mussten 4,0% der Kinder verlegt werden. Damit liegt der Prozentsatz einer Verlegung des Neugeborenen bei eingeleiteten Entbindungen doppelt so hoch wie im Normalkollektiv (p<0,01).

5.3.7.2 Indikation zur Verlegung auf die neonatologische Intensivstation

Die Notwendigkeit zur Verlegung auf die neonatologische Intensivstation erfolgte allgemein entsprechend der unter Abschnitt 4.2.3 aufgeführten Diagnosen. Abbildung 5.21 zeigt eine Übersicht der anteiligen Indikationen für eine Verlegung für die verschiedenen Studienpopulationen.

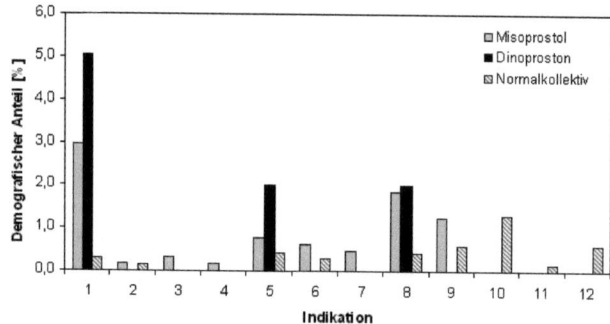

Abbildung 5.21: Anteile verschiedener Indikationen zur Verlegung auf die neonatologische Intensivstation für alle drei Studienpopulationen (siehe auch Abschnitt 4.2.3): (1) Atemnot beim Neugeborenen, (2) intrauterine Hypoxie, (3) kardiovaskuläre Krankheiten mit Ursprung in der Perinatalperiode, (4) Geburtsverletzungen des peripheren Nervensystems, (5) typische perinatale Infektionen, (6) typische perinatale hämorrhagische oder hämolytische Erkrankungen, (7) Stoffwechselstörungen, (8) Störungen im Zusammenhang mit Schwangerschaftsdauer und fetalem Wachstum, (9) angeborene Fehlbildungen, (10) sonstige perinatale Atemstörungen, (11) Aspirationssyndrom, (12) Beobachten bei Verdachtsfall.

Die häufigste Indikation zur Verlegung nach Misoprostolgabe stellt mit 3,0% (n=19) die Atemnot beim Neugeborenen dar. 1,9% (n=12) der Fälle zeigten Störungen im Zusammenhang mit Schwangerschaftsdauer und fetalem Wachstum, 1,2% (n=8) der Kinder mussten aufgrund angeborener Fehlbildungen verlegt werden. Weitere Indikationen traten mit einem Prozentsatz unter 1,0% auf.

Nach Dinoprostongabe stellt die Atemnot mit 5,1% (n=5) ebenfalls die häufigste Indikation dar. Mit jeweils 2,0% (n=2) führten perinatale Infektionen und die Störungen im Zusammenhang mit Schwangerschaftsdauer und fetalem Wachstum zur Verlegung auf die neonatologische Intensivstation.

Im Normalkollektiv stellten sonstige perinatale Atemstörungen mit 1,3% (n=9) die häufigste Ursache für eine Verlegung dar. Weitere Ursachen liegen ebenfalls mit einem

Prozentsatz unter 1,0%, so befindet sich der Prozentsatz für die Atemnot beim Neugeborenen bei 0,3% (n=2). Es wird deutlich, dass das Atemnotsyndrom die häufigste kindliche Komplikation bei eingeleiteten Entbindungen darstellt.
Der Gruppenvergleich hinsichtlich des Atemnotsyndroms erbrachte folgende Ergebnisse. Es fand sich kein signifikanter Unterschied zwischen der Misoprostol- und der Dinoprostongruppe. In der Misoprostolgruppe trat im Vergleich zum Normalkollektiv ein Atemnotsyndrom signifikant häufiger auf (p<0,01).
Eine intrauterine Hypoxie trat in der Misoprostolgruppe und im Normalkollektiv in jeweils einem Fall auf.
Typische perinatale Infektionen traten in der Dinoprostongruppe mit 2,0% (n=2) am häufigsten auf. In der Misoprostolgruppe lag der Wert bei 0,8% (n=5) und im Normalkollektiv bei 0,4% (n=3). Der Gruppenvergleich erbrachte keinen signifikanten Ergebnisse.

5.3.7.3 Postnatale Versorgung

Die postnatale Versorgung umfasst alle Maßnahmen, welche der Stabilisierung bzw. der Versorgung des Neugeborenen dienen. Die Häufigkeit der notwendigen Maßnahmen ist exemplarisch für die Misoprostolgruppe in Abbildung 5.22 dargestellt.

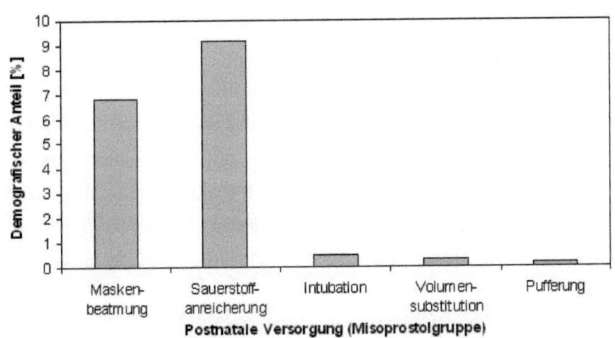

Abbildung 5.22: Häufigkeit notwendiger Maßnahmen für eine postnatale Versorgung in der Misoprostolgruppe.

Die Indikation zur Beatmung wurde in der Dinoprostongruppe am häufigsten mit 13,1% gestellt, davon erfolgte in 11,1% der Fälle eine Beatmung über Maske und 2,0% über eine Intubation (siehe Abbildung 5.23). In der Misoprostolgruppe ergab sich ein Prozentsatz von 7,3%, davon wurde in 6,8% der Fälle eine Maskenbeatmung vorgenommen. Im Normalkollektiv erfolgte in insgesamt 4,0% der Fälle ein Beatmung, 3,4% über Maske. Der Gruppenvergleich hinsichtlich der Maskenbeatmung ergibt zwischen eingeleiteten Entbindungen und dem Normalkollektiv einen signifikanten Unterschied (p<0,01). Somit war eine Maskenbeatmung bei eingeleiteten Entbindungen häufiger notwendig.

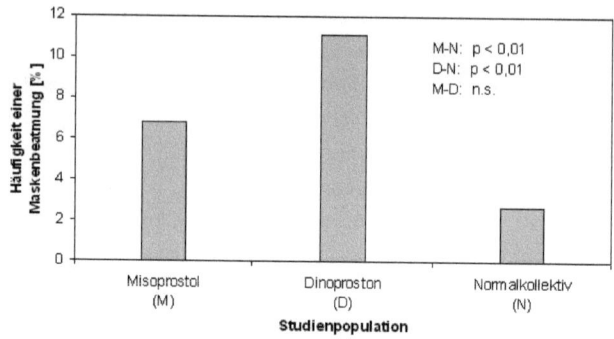

Abbildung 5.23: Prozentuale Verteilung einer Maskenbeatmung für alle drei Studienpopulationen.

Ein weiteres Mittel zur postpartalen Versorgung stellt die Sauerstoffanreicherung dar. Es ergab sich ein erhöhter Prozentsatz in der Dinoprostongruppe von 11,1%. In der Misoprostolgruppe wurde in 9,2% und im Normalkollektiv in 4,1% eine Anreicherung benötigt. Der Vergleich bei den eingeleiteten Entbindungen ergibt keinen signifikanten Unterschied. Mit p-Werten <0,01 konnten die Unterschiede zwischen Misoprostolgruppe und Normalkollektiv bzw. Dinoprostongruppe und Normalkollektiv jeweils als signifikant eingestuft werden.

Eine Volumensubstitution wurde in der Studienpopulation Dinoproston nicht vorgenommen. In der Misoprostolgruppe erfolgte in 0,3% und im Normalkollektiv in 0,1% der Fälle eine Substitution. Im Gruppenvergleich ergaben sich keine Unterschiede.

Eine Pufferung zur Stabilisierung des Säure-Basen-Haushalts wurde in der Dinoprostongruppe nicht benötigt. In der Studienpopulation Misoprostol lag der Prozentsatz mit 0,2% und im Normalkollektiv mit 0,3% sehr niedrig. Statistisch signifikante Unterschiede konnten hier nicht nachgewiesen werden.

6. Diskussion

6.1 Patientenbezogene Daten

Die Charakterisierung und Berücksichtigung mütterlicher Einflusskriterien stellt eine wichtige Aufgabe des Geburtshelfers (Luthy et al. 2004) für eine erfolgreiche Einleitung dar. Neben einer strengen Indikationsstellung (Moore und Rayburn 2006) sollte auch immer eine Risiko-Nutzen-Abwägung hinsichtlich mütterlicher und kindlicher Komplikationen erfolgen. In dieser Arbeit wurde versucht, durch Charakterisierung mütterlicher Eigenschaften sowie durch Anwendung von Korrelationsanalysen eine Tendenz möglicher Einflussfaktoren auf eine erfolgreiche Einleitung aufzuzeigen.

Das Alter der Mutter lag in unserer Studie bei den Patientinnen, welche mit Dinoproston eingeleitet wurden mit einem Median von 30 Jahren am höchsten. Dies ist vor allem auf die bevorzugte Anwendung bei Patienten nach Sectio in vorangegangenen Schwangerschaften zurückzuführen.

Das mütterliche Alter hat laut Crane et al. 2004 Einfluss auf eine erfolgreiche Einleitung. In dieser Studie konnte gezeigt werden, dass bei jungen Müttern die Rate erfolgreicher Einleitungen höher liegt und das Risiko für eine Sectio geringer ist (Crane et al. 2004).

Wing et al. konnten in einer Regressionsanalyse das mütterliche Alter nach vaginaler Misoprostolgabe nicht als Einflussfaktor für eine erfolgreiche Einleitung nachweisen (Wing et al. 2002).

In unserer Studie konnte ein schwacher Zusammenhang zwischen mütterlichem Alter und der Einleitungszeit aufgezeigt werden (p=0,01). Somit traten hier lange Einleitungszeiten vor allem bei jüngeren Müttern auf. Dies lässt sich am ehesten dadurch erklären, dass junge Frauen meist zum ersten Mal entbunden werden. Hier beeinflussen zusätzliche Faktoren wie Gravidität und Parität in der Anamnese dieses Ergebnis.

Ein weiteres Kriterium, welches von uns untersucht wurde, ist das mütterliche Gewicht. Hoon Park et al. wiesen in ihrer Studie ein hohes mütterliches Gewicht als einen Risikofaktor für eine verlängerte Einleitungszeit nach (Park et al. 2006).

Crane et al. zeigten bei Frauen mit niedrigerem Gewicht eine höherer Rate vaginaler Entbindungen innerhalb von 24 Stunden. Frauen mit höherem Gewicht zeigten neben verlängerten Einleitungszeiten ebenfalls ein erhöhtes Risiko für eine Sectio (Crane et al. 2004).

Wing et al. dagegen erbrachten in ihrer Studie keinen Nachweis des Einflusses des mütterlichen Gewichts auf die Einleitungszeit (Wing et al. 2002).

In unserer Studie konnte ein schwacher Zusammenhang zwischen hohem Gewicht und langen Einleitungszeiten nachgewiesen werden. Bei erhöhtem Gewicht sind höhere Medikamentendosen notwendig, welche eine verlängerte Einleitungszeit mit sich bringen und dadurch das Risiko für Komplikationen ansteigen lassen.

Die Berechnung des Body-Mass-Index umfasst Größe und Gewicht. Es gibt nur wenige Studien, welche den Einfluss des BMI auf eine erfolgreiche Einleitung untersuchten. Vrouenraets et al. zeigten in ihrer Studie, dass bei Frauen ab einem BMI von >31 das Risiko einer Sectio bei einer eingeleiteten Entbindung erhöht ist (Vrouenraets et al. 2005).
Weitere Studien untersuchten den Einfluss eines erhöhten BMIs auf mütterliche und kindliche Komplikationen sowie auf den Geburtsfortschritt. Diese Untersuchungen beziehen sich auf nicht eingeleitete Entbindungen (Bhattacharya et al. 2007, Doherty et al. 2006, Vahratian et al. 2004). Wesentliche Komplikationen waren hierbei: erhöhtes Auftreten von Präeklampsie, Gestationsdiabetes, erhöhte Sectiorate, postpartale Blutungen und kindliche Hypoglykämien sowie Geburtsgewichte über 4000 g.
Wing et al. konnten in ihrer Studie keinen Zusammenhang zwischen BMI-Wert und Einleitungszeit ermitteln (Wing et al. 2002).
In unserer Studie konnte kein signifikanter Zusammenhang zwischen BMI und Einleitungszeit aufgezeigt werden. Dies liegt am ehesten an der Korrelation aller BMI-Werte einer Studienpopulation mit der Einleitungszeit. In folgenden Studien sollte hier eine Gruppierung des BMI-Wertes sowie eine gruppenbezogene Korrelation erfolgen.

In der Literatur ließen sich nur wenige Studien finden, welche den Einfluss vorangegangener Schwangerschaften auf eine erfolgreiche Einleitung untersuchten.
Wing et al. konnten zwar einen Zusammenhang der Gravidität zur Einleitungszeit aufzeigen, der Nachweis der Unabhängigkeit mittels logistischer Regression konnte nicht nachgewiesen werden (Wing et al. 2002).
In unserer Studie konnte ein signifikanter Zusammenhang zwischen Gravidität und Einleitungszeit aufgezeigt werden. Das heisst konkret, dass Frauen ohne vorherige Schwangerschaft längere Einleitungszeiten benötigten. Bei unserer Betrachtung der Gravidität in Bezug auf die Mittelwerte der Einleitungszeiten konnte eine fallende Tendenz bis zur 4. Gravida nachgewiesen werden. Bei der Betrachtung der Mittelwerte konnte ein Ansteigen ab der 5. Gravida mit nachfolgender fallender Tendenz beobachtet werden. Dies sollte auf die geringen Fallzahlen <12 zurückgeführt werden. Vorangegangene Schwangerschaften scheinen sich günstig auf eine erfolgreiche Einleitung auszuwirken. Wobei hier der Zusammenhang bzw. der Einfluss der Medikamente auf diese Aussage in weiteren Studien untersucht werden sollte. Dabei wären biochemische Untersuchungen hinsichtlich der strukturellen Veränderungen in der Zervix nach vorangegangenen Schwangerschaften interessant.

Die Anzahl vorangegangener Entbindungen stellt einen wichtigen Einflussfaktor für eine erfolgreiche Einleitung dar.

Einige Studien konnten die Parität als einen unabhängigen Einflussfaktor auf eine erfolgreiche Einleitung, also eine Entbindung innerhalb von 24 Stunden, nachweisen (p=0,001) (Wing et al. 2002, Mbele et al. 2007).

Bortolus et. al beschrieben bei Einleitung mit Dinoproston einen Prozentsatz von 19% (33/ 198) bei Erstgebärenden im Vergleich zu 3% (1/52) bei Mehrgebärenden hinsichtlich eines Versagens der Einleitung (Bortolus 1999).

Watson et al. konnten keinen Zusammenhang zwischen der Parität und dem Einleitungserfolg bzw. Verkürzung der Latenzzeit nachweisen (Watson et al. 1996).

In unserer Studie konnte ein Zusammenhang zwischen Parität und Einleitungszeit mittels Korrelation gefunden werden. Hinsichtlich der Betrachtung der Mittelwerte der Einleitungszeiten gegenüber der Parität konnte wieder eine fallende Tendenz beobachtet werden.

Die fallende Tendenz der Einleitungszeiten mit ansteigender Parität hängt wohl mit der verkürzten Geburtsdauer bei Mehrgebärenden zusammen. Ein anderer Zusammenhang könnte ebenfalls wie bei vorangegangenen Schwangerschaften eine erhöhte biochemische Sensibilität auf Prostaglandine bei Mehrgebärenden sein.

Wing et al. stellten in ihrer Studie durch multivariate Regressionsanalyse das Gestationsalter als einen weiteren unabhängigen Prädiktor für eine erfolgreiche Einleitung vor (p=0,003) (Wing et al. 2002.).

In unserer Studie konnte mittels Korrelation der Einleitungszeit mit dem Abstand zum errechneten Geburtstermin kein signifikantes Ergebnis erhoben werden. Allerdings betrachteten wir nur Entbindungen größer der 38. Schwangerschaftswoche. Dieser kurze Zeitraum verfälscht höchstwahrscheinlich das Ergebnis, da das gewählte Zeitfenster für solch eine Betrachtung zu eng gewählt ist.

Die häufigste Indikation für eine Einleitung stellt die Terminüberschreitung dar, in der gängigen Literatur lassen sich hier Prozentsätze typischerweise zwischen 50-60% finden (Dodd et al. 2006, Shetty et al. 2004).

In unserer Studie ließen sich oben genannte Ergebnisse ebenfalls nachweisen. Die Indikation Terminüberschreitung umfasst somit knapp die Hälfte aller eingeleiteten Entbindungen. Die weiteren Indikationen wie vorzeitiger Blasensprung, Plazentainsuffizienz, Veränderungen des Fruchtwassers sowie maternale und kindliche Indikationen entsprechen in etwa denen ähnlicher Studien. Die Terminüberschreitung als Indikation sollte möglichst immer nach geeigneten Untersuchungsmethoden erfolgen. Die Feststellung des tatsächlichen Entbindungstermins stellt nach wie vor ein Problem dar. So werden zum Teil Schwangerschaften zu früh wegen angenommener Terminüberschreitung beendet. Weiterhin sollte eine Einleitung hinsichtlich der Indikation streng geprüft werden, um maternale sowie kindliche Komplikationen zu vermeiden.

6.2 Effektivität

Die Einleitungszeit stellt einen Parameter zur Einschätzung der Effektivität dar. Dabei wird die Zeit nach Medikamentenapplikation bis zur Entbindung untersucht.

Le Roux et al. konnten in ihrer Studie keinen signifikanten Unterschied der Einleitungszeiten innerhalb von 24 Stunden für die Anwendung von Misoprostol und Dinoproston aufzeigen. Dabei wurde eine orale Misoprostoldosis von 50 µg und eine Dinoprostongabe von 1 mg alle 4 Stunden verwendet (Roux et al. 2002).

Shetty et al. verglichen die Effektivität mit 100 µg Misoprostol oral und 3 mg Dinoproston vaginal. Der Prozentsatz vaginaler Entbindungen innerhalb von 24 Stunden lag in der Misoprostolgruppe bei 50,7% und in der Dinoprostongruppe bei 54,8% (Shetty et. al. 2004).

Dallenbach et al. applizierten Misoprostol alle 2 Stunden mit ansteigender Dosis von 20 µg auf 40 µg und in der Dinoprostongruppe 2 mg Gel alle 6 Stunden. Der Anteil vaginaler Entbindungen innerhalb von 24 Stunden lag in der Misoprostolgruppe bei 56% und in der Dinoprostongruppe bei 62% (Dallenbach et al. 2003).

Gherman et. al. applizierten 50 µg Misoprostol oral oder 4 mg PGE_2 alle 4 Stunden in ihrer randomisierten Studie. Innerhalb von 48 Stunden wurden hier 96,4% in der Misoprostolgruppe und 76,7% in der PGE_2-Gruppe entbunden. Die mittlere Einleitungszeit lag bei 24,93 und 28,71 Stunden (PGE_1 vs. PGE_2) (Gherman et al. 2001).

In unserer Studie konnte ebenfalls nachgewiesen werden, dass die Einleitungszeiten in der Misoprostolgruppe mit 18,32 Stunden im Mittel kürzer waren als in der Dinoprostongruppe mit 25,50 Stunden. Allerdings konnte hier kein signifikanter Nachweis erbracht werden. Bei der Betrachtung aller Entbindungen innerhalb von 24 Stunden zeigte sich ein Unterschied von 81% für die Misoprostolgruppe und 68% für die Dinoprostongruppe ($p<0,05$). Dieser Prozentsatz liegt höher als in den oben genannten Studien, dies liegt am ehesten an der höheren Misoprostolgabe von 100 µg im Verlauf. Durch die höhere Dosis scheint die Einleitungszeit verkürzt zu werden und somit die Effektivität verbessert. Die höhere Effektivität von Dinoproston in oben genannter Studie von Shetty et al. könnte ebenfalls auf die höhere Dosis von 3 mg zurückzuführen sein. In Zusammenschau aller von uns erhobenen Daten kann man von einer erhöhten Effektivität von Misoprostol gegenüber Dinoproston sprechen. Eine Begründung für das schnellere Ansprechen des Misoprostols könnte in einer schnelleren Absorption aufgrund der Applikationsart liegen.

Von dem Versagen der Therapie wurde in unserer Studie bei einer Einleitungszeit größer 48 Stunden gesprochen.

Dallenbach et al. gaben in Ihrer Studie einen Prozentsatz von 81% vs. 79% (Misoprostol vs. Dinoproston) für Entbindungen innerhalb von 48 Stunden an. Dies würde einem Prozentsatz von 19% vs. 21% für ein Versagen der Therapie entsprechen.

Eine weitere Studie ergab einen Prozentsatz von 2,6% für die Misoprostolgruppe und 25,7% für die Dinoprostongruppe (Ramsey et al. 2003).

In unserer Studie lag der Prozentsatz der Entbindungen nach 48 Stunden der ersten Medikamentengabe bei 3% vs. 6,1% (Misoprostol vs. Dinoproston). Dieser Unterschied konnte nicht statistisch gesichert werden. Allerdings lassen sich die Ergebnisse mit der aktuellen Studienlage in Einklang bringen. Misoprostol besitzt ein erhöhtes Potential gegenüber Dinoproston in Hinblick auf eine effektivere Einleitung.

Angaben zur Latenzzeit, also der Zeit von Beginn der Medikamentengabe bis zur aktiven Wehentätigkeit, konnten in der Studie von Ramsey et al. gefunden werden. Hier lag die Latenzzeit für das Dinoproston-Gel bei $25{,}2 \pm 12{,}6$ Stunden und für die orale Misoprostolgabe bei $19{,}0 \pm 10{,}2$ Stunden ($p<0{,}05$) (Ramsey et al. 2003).

In unserer Studie lag die Latenzzeit in der Misoprostolgruppe bei $11{,}3 \pm 8{,}2$ Stunden und in der Dinoprostongruppe bei $12{,}3 \pm 9{,}3$ Stunden. Dieser zeitliche Unterschied konnte im Gruppenvergleich keine Signifikanz erreichen. Beachtet werden muss allerdings auch hier die unterschiedliche Gruppenstärke. Die längeren Einleitungszeiten in oben genannter Studie lassen sich auf geringere Anwendungsdosen, bei 50 µg für Misoprostol und 0,5 mg für das Dinoproston erklären. Es wird deutlich, dass die Latenzzeit für die Misoprostolzeit kürzer ist. Somit konnte ein weiterer zeitlicher Faktor für die Effektivität aufgezeigt werden.

Untersuchungen zum Vergleich der Medikamentengruppen hinsichtlich der Geburtsdauer ließen sich lediglich in einer Studie finden. Hier lag die Geburtsdauer für die Einleitung mittels Misoprostol bei 7,5 Stunden und für Dinoproston bei 6,9 Stunden ($p=0{,}073$) (Ramsey et al. 2003).

In unserer Studie lag die Geburtsdauer bei $8{,}0 \pm 7{,}5$ Stunden für die Misoprostolgruppe, bei $8{,}9 \pm 7{,}7$ für die Dinoprostongruppe und im Normalkollektiv bei $8{,}7 \pm 5{,}8$ Stunden. Betrachtet man die Entbindungen innerhalb von 8 Stunden, so liegt der Prozentsatz bei den eingeleiteten Entbindungen höher als im Normalkollektiv. Vergleicht man die Misoprostolgruppe mit dem Normalkollektiv erhält man beim Betrachten der Geburtsdauer kleiner als 8 Stunden ein signifikantes Ergebnis ($p<0{,}05$).

Eine Einleitung mit Prostaglandinen scheint nicht nur auf den Beginn der Wehentätigkeit einen Einfluss zu haben, sondern auch im weiteren Verlauf den Geburtsverlauf hinsichtlich der Dauer zu verkürzen. Diese Erkenntnis wird zusätzlich durch den aufgezeigten Zusammenhang einer langen Latenzzeit mit einer kurzen Geburtsdauer unterstützt. Dies scheint mit einem längeren Verweilen der Medikamente im Körper zusammenzuhängen. Man sollte allerdings nicht die damit verbundenen möglichen Nebenwirkungen, wie eine Uterusüberstimulation mit den damit verbunden Risiken für Mutter und Kind, außer acht lassen.

Bei der Korrelation von Einleitungszeit und Geburtsdauer ergibt sich ein positiver Zusammenhang. Lange Einleitungszeiten scheinen mit einer langen Geburtsdauer einherzugehen. Die Ursache ist am ehesten im individuellen Ansprechen der Frauen auf Prostaglandine zu suchen. Lange Einleitungszeiten sprechen für eine schlechte Wirkung auf den mütterlichen Organismus. Dies könnte konstitutionell bedingt sein, wie schon im Abschnitt 4.2.1 diskutiert, z.B. im Hinblick auf das Verteilungsvolumen der Medikamente.

Außerdem ist eine Ursache auf molekularbiologischer Ebene denkbar, so dass bei einem schlechten Ansprechen die Rezeptorverteilung sowie -wirkung nicht ausreichend vorhanden ist. Weitere Studien sind erforderlich, welche individuelle Eigenschaften der Frauen und die Prostaglandinwirkung untersuchen, um eine optimale Dosisanpassung zu erzielen.

6.3 Sicherheit

Betrachtet man den Entbindungsmodus ohne die Sectiones, ergibt sich generell meist eine Unterteilung in Spontanentbindungen und vaginal-operative Entbindungen, welche Forceps und Vakuumextraktion einschließt.

Shetty et al. gaben für Einleitung mittels Misoprostol einen Prozentsatz von 46% gegenüber der Dinoprostongruppe mit 47% für Spontanentbindungen an. Hinsichtlich einer vaginal-operativen Entbindung ergab sich in der Misoprostolgruppe ein höherer Prozentsatz als bei eingeleiteten Entbindungen mit Dinoproston (29% vs. 26%) (Shetty et al. 2004).

Dallenbach et al. gab für Spontanentbindungen höhere Prozentsätze für eingeleitete Entbindungen mit Misoprostol an (62% vs. 54%). In der Dinoprostongruppe wurden mit 27% mehr Frauen vaginal-operativ entbunden als in der Misoprostolgruppe mit 20% (Dallenbach et al. 2003).

Lokugamage et al. unterteilte die Entbindungen ohne Betrachtung der Sectiones in Spontanentbindung, Forceps und Vakuumextraktion mit folgenden Werten: Spontanentbindung (32,29% Misoprostol vs. 35,79% Dinoproston), Forceps (12,50% Misoprostol vs. 6,32% Dinoproston), Vakuumextraktion (25,00% Misoprostol vs. 18,95% Dinoproston) (Lokugamage et al. 2003).

In unserer Studie wurden 68,6% der Misoprostolgruppe und 64,6% der Dinoprostongruppe spontan entbunden. Betrachtet man das Normalkollektiv so liegt hier der Prozentsatz bei 79,4%. Hinsichtlich einer Entbindung mit Hilfe der Forceps ergibt sich ein höherer Prozentsatz bei der Misoprostolgruppe mit 5,9% gegenüber der Dinoprostongruppe mit 1%, im Normalkollektiv wurden 2,1% der Kinder mit Hilfe der Zange geboren. Der Anteil der Vakuumextraktionen lag in der Misoprostolgruppe bei 3,6%, in der Dinoprostongruppe bei 1% und im Normalkollektiv bei 5,2%. Der relativ niedrige Anteil an vaginal-operativen Entbindungen könnte bedeuten, dass bei einer Gefahrensituation für Mutter oder Kind eher eine Sectio durchgeführt wird. Davon ausgehend kann man sagen, dass in der Universitätsfrauenklinik Jena als Perinatalzentrum der Maximalversorgung (Level 1), das Patientenkollektiv auch einen höheren Anteil an Risikoschwangerschaften und -entbindungen enthält.

Insgesamt kann man feststellen, dass der Anteil der Spontanentbindungen in der Misoprostolgruppe höher liegt. Dies ist ein weiteres Kriterium für die Sicherheit dieses Medikaments, da trotz medikamentöser Intervention eine Entbindung auf natürlichem Weg, bei einem hohen Prozentsatz, möglich ist. Im Hinblick auf das Normalkollektiv ergibt sich lediglich eine Differenz von ca. 10% hinsichtlich der spontanen Entbindungen. Bei einer nicht erfolgreichen Einleitung können neben frustranen Einleitungsversuchen, fehlendem

Wirkungseintritt der Medikation, außerdem anatomische sowie physiologische Gegebenheiten eine Rolle spielen, welche eine Spontanentbindung im weiteren Verlauf nicht ermöglichen.

Ein weiteres wichtiges Kriterium für die Sicherheit der Medikamente zur Geburtseinleitung sind die durchgeführten Sectiones.

Dallenbach et al. wiesen ähnliche Häufigkeiten beider Studienpopulationen hinsichtlich der abdominellen Entbindung nach (18% Misoprostol vs. 19% Dinoproston). Die häufigste Operationsindikation stellte die Dystokie gefolgt von dem pathologischen CTG dar (Dallenbach et al. 2003).

Shetty et al. gaben in ihrer Studie einen Prozentsatz von 25% für die Misoprostolgruppe und 27% für die Dinoprostongruppe hinsichtlich durchgeführter Sectiones an. Die häufigste Indikation stellte hier der fehlende Geburtsfortschritt dar. An zweiter Stelle findet man in beiden Studienpopulationen den fetale Disstress gefolgt von einem Fehlschlagen der vaginal-operativen Entbindung (Shetty et al. 2004).

In einer weiteren Studie von Lokugamage et al. lag die Sectiorate mit 30,21% vs. 38,95% (Misoprostol vs. Dinoproston) wesentlich höher. Die Indikation zur Operation wurde in der Misoprostolgruppe am häufigsten wegen eines pathologischen CTGs gestellt, während in der Dinoprostongruppe die Dystokie die häufigste Indikation darstellt.

In unserer Studie lag die Sectiorate mit 33,0% in der Dinoprostongruppe am höchsten. In der Misoprostolgruppe wurden 21,9% und im Normalkollektiv 13,3% der Frauen abdominell entbunden. Der Vergleich der beiden Studienpopulationen mit medikamentöser Einleitung ergab ein signifikantes Ergebnis ($p<0,05$). Bei Einleitungen mit Misoprostol wurden also signifikant weniger Frauen abdominell entbunden als in der Dinoprostongruppe. Man kann also behaupten, dass Misoprostol in seiner Anwendung sicherer ist als Dinoproston. Andererseits muss man sagen, dass dieser Prozentsatz auch mit der Patientenauswahl zusammenhängen kann, da Dinoproston überwiegend bei einem Zustand nach Sectio angewendet wurde. Man kann also davon ausgehen, dass ein Anteil der Frauen der Dinoprostongruppe schon im voraus ein erhöhtes Risiko für eine Re-Sectio tragen. Positiv zu werten ist, dass dennoch zwei Drittel der Schwangeren spontan entbunden werden konnten. Allerdings bleiben einige Ursachen für einen Geburtsstillstand ungeklärt und dieser kann seine Ursachen z.B. in anatomischen Gegebenheiten der Frau haben, welche letztendlich bei Indikationsstellung im Voraus nicht vorhersehbar sind.

Vergleicht man die Misoprostolgruppe mit dem Normalkollektiv, ergibt sich hier ein signifikanter Unterschied ($p<0,01$). Die Sectiorate ist bei einer eingeleiteten Entbindung höher als bei einer Entbindung ohne medikamentöse Unterstützung. So stellt eine Einleitung dementsprechend ein Risiko dar. Die relativ hohe Sectiorate im Normalkollektiv lässt sich wieder am ehesten mit der vermehrten Versorgung und Betreuung von Risikoschwangerschaften begründen.

In unserer Studie konnten wir den genauen Anteil an Notsectiones ermitteln. So wurden diese mit 3% in der Dinoprostongruppe am häufigsten vorgenommen. Hinsichtlich der Gruppenvergleiche ließen sich keine signifikanten Ergebnisse berechnen. In allen drei Studienpopulationen steht das pathologische CTG an erster Stelle der Indikationen zur Notsectio.

Es lässt sich zusammenfassen, dass sich unsere Ergebnisse in Einklang mit den Angaben in der oben beschriebenen Literatur bringen. Misoprostol zeigt Vorteile in der Sectio- und Notsectiorate gegenüber einer Einleitung mit Dinoproston. Man sollte dabei auch die unterschiedlichen Studienpopulationen berücksichtigen. Eine eingeleitete Entbindung erhöht das Risiko für eine Sectio. Einige biologische Systeme werden durch das medikamentöse Eingreifen gestört. So stellt die Uterusüberstimulation das Hauptproblem bei der Anwendung von Prostaglandinen dar. Diese Wehenstürme sind für die Frauen sehr belastend und sind nicht effektiv für den Geburtsfortschritt. Durch Überstimulation wird die plazentare Versorgung eingeschränkt, dies ist auch an der führenden Operationsindikation des pathologischen CTGs erkennbar. Eine genaue individuelle Medikation muss erfolgen, um solche Komplikationen zu vermeiden. Weiterhin sollte man beachten, dass medikamentöse Einleitungen nur in entsprechenden Versorgungszentren vorgenommen werden, um eine Notsectio bei oben genannten Komplikationen durchführen zu können. Die Uterusruptur stellt ebenfalls eine der lebensbedrohlichsten Komplikationen dar, welche ein schnelles operatives Handeln erfordert.

Die Angabe über die Verwendung von zusätzlichen Wehenmittel fällt in der aktuellen Literatur sehr unterschiedlich aus.

So findet man Werte zwischen 16,6% bis 60% für die Verwendung von Wehenmittel bei Einleitungen mittels Misoprostol und Werte von 16,2% bis 47% für Einleitungen mittels Dinoproston (Le Roux et al. 2002, Shetty et al. 2004).

In unserer Studie lag die Verwendung von zusätzlichen Wehenmittel in der Dinoprostongruppe am höchsten (26,3%). In der Misoprostolgruppe lag der Wert in einem ähnlichen Bereich (25,5%), der Unterschied ist hier nicht signifikant. Im Normalkollektiv ergab sich mit 19,9% der geringste Prozentsatz, verglichen mit der Misoprostolgruppe sind die Ergebnisse signifikant unterschiedlich ($p<0,05$).

Die unterschiedlichen Ergebnisse lassen sich am ehesten durch die unterschiedlichen Erfahrungen der Geburtshelfer begründen. Weiterhin kann eine zusätzliche Verwendung von Wehenmittel kann einerseits für eine Unterdosierung der Medikation bzw. eine ungenügende Uteruskontraktion sprechen.

Die Untersuchung der Anästhesieverfahren bezieht sich in den aktuellen Studien lediglich auf die Peridualanästhesie.

In der Studie von Dodd et al. erhielten 66,6% der Patientinnen in der Misoprostolgruppe und 60,9% in der Dinoprostongruppe eine Periduralanästhesie ($p=0,149$) (Dodd et al. 2006).

Dallenbach et al. gaben noch höhere Werte für die Anwendung der Periduralanästhesie zur Analgesie an. Bei 76% der Frauen wurde in der Misoprostolgruppe und bei 80% in der Dinoprostongruppe dieses Anästhesieverfahren angewandt (Dallenbach et al. 2003).

In einer weiteren Studie wurde eine Periduralanästhesie wesentlich seltener durchgeführt. Die Prozentsätze lagen hier bei 29,5% für die Einleitungen mit Misoprostol und bei 21,0% für die Einleitungen mit Dinoproston (Lokugamage et al. 2003).

In unserer Studie lagen die Werte für die Anwendung im Bereich der oben genannten Studie von Lokugamage et al. So lagen hier die Prozentsätze bei 19,9% und 19,2% für die eingeleiteten Entbindungen und bei 9,9% für das Normalkollektiv. Diese schwankenden Werte in der Literatur lassen vermuten, dass die Anwendung spezieller Analgesieverfahren abhängig von der Klinik sowie vom Geburtshelfer sind. Außerdem sollte hier auch die Anwendung alternativer Schmerztherapien in den einzelnen Zentren genauer untersucht werden. Im Normalkollektiv liegt der erhobene Werte signifikant unter dem der Misoprostolgruppe. Die Notwendigkeit einer Periduralanästhesie ist bei eingeleiteten Entbindungen höher. Die eingeleiteten Entbindungen sind vom zeitlichen wie auch vom physischen Standpunkt aus für die Frau kräftezehrender, daher entscheiden sich mehr Frauen für diese Regionalanästhesie.

In vorliegender Studie wurden weitere Anästhesieverfahren betrachtet. Die Durchführung einer Pudendusanästhesie lag in allen 3 Studienpopulationen um 1%. Die Pudendusanästhesie ist in der Geburtshilfe ein relativ seltenes Anästhesieverfahren geworden und wird nur noch von wenigen Geburtshelfern angewandt.

Die Verwendung der Akupunktur liegt ebenfalls in allen 3 Studienpopulationen um 1%. Dieser geringe Prozentsatz lässt sich durch die mitunter fehlende Akzeptanz alternativer Schmerztherapieverfahren sowie fehlende Aufklärung erklären.

Insgesamt sollte die Verwendung der verschiedenen Analgesieverfahren in Hinblick auf die verschiedenen Entbindungsmodi erfolgen, um eventuell auch Wechselwirkungen der Anästhesie auf eine erfolgreiche Einleitung zu untersuchen.

6.3.1 Mütterliche Komplikationen

Eine der schwerwiegendsten Komplikationen während einer medikamentösen Einleitung stellt die Uterusruptur dar.

Zahlreiche Fallstudien untersuchten diese Komplikation hinsichtlich der Risikofaktoren. Bei einer medikamentöse Einleitung mit Prostaglandinen bzw. Oxytocin stellt vor allem die Multiparität einen der bedeutendsten Risikofaktoren dar. (Mazzone und Woolever 2006, Khabbaz et al. 2001, Akhan et al. 2001).

Dodd et al. gaben in ihrer Studie keinen Fall einer Uterusruptur unter Einleitung mit Misoprostol oder Dinoproston an (Dodd et al. 2006).

In einer anderen Studie wurde ein Fall einer Uterusruptur beobachtet. 35 Minuten nach der ersten Applikation von 100 µg Misoprostol reagierte diese Mehrgebärende mit Blutungen und Überstimulation (Wing et al. 2004).

In unserer Studie wurden hinsichtlich drohender bzw. erfolgter Uterusruptur zwei Fälle in der Misoprostolgruppe und ein Fall in der Dinoprostongruppe beobachtet. Betrachtet man diese Fälle genauer fällt auf, das alle drei Patientinnen bereits mehrere Schwangerschaften angaben. Außerdem handelte es sich nicht um Nullipara. Im zweiten Fall wurde im Vorfeld eine Konisation durchgeführt, welche das Risiko für eine Ruptur zu erhöhen scheint. Im dritten Fall wurde eine drohende Uterusruptur beobachtet. Insgesamt lässt sich sagen, dass diese Fälle Ausnahmen hinsichtlich mütterlicher Anamnese und vorangegangener Eingriffe sind. Eine erhöhte Parität und Gravidität scheint das Risiko für solch eine Komplikation zu erhöhen. Eine Konsequenz für die Zukunft könnte sein keine medikamentösen Einleitungen bei bekannten Voroperationen, einschließlich Konisationen, vorzunehmen.

Bezüglich der Weichteilverletzungen unter medikamentöser Einleitung konnten in der Literatur nur wenig Angaben gefunden werden.

Lediglich Lokugamage et al. untersuchten das Auftreten von Dammrissen und Episiotomien nach Einleitung mit Misoprostol und Dinoproston. In dieser Studie trat ein Dammriss I. Grades bei Einleitung mit Misoprostol in 5,2% der Fälle und bei Einleitung mit Dinoproston in 7,4% der Fälle auf (p=0,57). Ein Dammriss II. Grades trat in der Misoprostolgruppe mit 14,6% häufiger, im Vergleich zu 7,4% auf (p=0,16). Ein Dammriss III. Grades trat mit 1,1% nur in der Dinoprostongruppe auf (Lokugamage et al. 2003).

In vorliegender Studie trat ein Dammriss I. Grades am häufigsten mit 13,3% im Normalkollektiv auf. Ein Dammriss II. Grades konnte in der Dinoprostongruppe mit 12,1% wiederholt beobachtet werden. Ein Dammriss III. Grades trat in der Dinoprostongruppe nie auf und im Normalkollektiv wurde mit einem Prozentsatz von 1,6% die meisten Fälle dieser Verletzung beobachtet. Insgesamt wurden in der Misoprostolgruppe in 19,6%, in der Dinoprostongruppe in 25,2% und im Normalkollektiv in 26,3% der Fälle Dammverletzungen dokumentiert. Im Hinblick auf den Gruppenvergleich ergibt sich im Vergleich zwischen den beiden medikamentös eingeleiteten Studienpopulationen kein signifikantes Ergebnis. Die Betrachtung aller Dammverletzungen ergab einen signifikanten Unterschied zwischen der Misoprostolgruppe und dem Normalkollektiv (p<0,01). Die Betrachtung der Dammrisse I. Grades ergab keinen Gruppenunterschied. Im Normalkollektiv liegt der Prozentsatz des Auftretens von Dammrissen I. und II. Grades signifikant höher als in der Misoprostolgruppe.

Diese Ergebnisse unterscheiden sich hinsichtlich der prozentualen Verteilung und Größe von oben genannter Studie. Weitere Untersuchungen sind erforderlich, um eine bessere Vergleichbarkeit und eine bessere Aussage über vorliegende Ergebnisse zu treffen. In unserer Studie konnten Dammverletzungen häufiger im Normalkollektiv beobachtet werden. Prostaglandine scheinen das Gewebe, durch Bindegewebsauflockerung, widerstandsfähiger bzw. dehnbarer zu machen. Interessant wäre es in zukünftigen Studien zu untersuchen, ob sich dieses Ergebnis bei einer intravaginalen oder intrazervikalen Applikation von Misoprostol weiter verbessern lässt. Bezugnehmend auf den Vergleich der beiden Medikamente zur Geburtseinleitung lässt sich hier ein leichter Vorteil des Misoprostolkollektivs hinsichtlich der Dammverletzungen sehen, allerdings ist dieser Unterschied nicht signifikant.

Scheidenrisse traten im Normalkollektiv am häufigsten auf. In der Dinoprostongruppe konnte diese Verletzung am seltensten beobachtet werden. Auch hier können die Gründe in der biochemischen Wirkung gesucht werden. Außerdem scheint sich die intravaginale Applikationsart ebenfalls günstig auf das Gewebe auszuwirken. Die Gruppenvergleiche lieferten kein signifikantes Ergebnis.

Eine Zervixverletzung trat mit 6,1% der Fälle gehäuft in der Misoprostolgruppe auf. In der Dinoprostongruppe wurde diese Verletzung nie und im Normalkollektiv in 1% der Fälle beobachtet. Dieser relativ hohe Prozentsatz könnte seine Ursache in einer unterschiedlichen Rezeptorverteilung haben oder auch in der kürzeren Geburtsdauer in der Misoprostolgruppe, welche eventuell eine zu intensive Wehentätigkeit bei noch nicht geburtsbereiter Zervix zur Folge hat. Ein Gruppenvergleich erbrachte eine Signifikanz zwischen den Ergebnissen der medikamentös eingeleiteten Studienpopulationen sowie zwischen Misoprostolgruppe und Normalkollektiv.

Labienrisse traten im Normalkollektiv in 22% der Fälle auf. Bei einer medikamentösen Einleitung lagen die Prozentsätze nicht signifikant darunter.

Das Auftreten eines parakolpischen Hämatoms wurde in der Dinoprostongruppe nie beobachtet. In Misoprostolgruppe und Normalkollektiv lag das Auftreten unter einem Prozent.

Hinsichtlich einer Episiotomie zeigten Lokugamage et al. folgendes Ergebnis: in der Misoprostolgruppe wurde in 29,5% und in der Dinoprostongruppe in 21,1% der Fälle ein Dammschnitt durchgeführt (p=0,24) (Lokugamage et al. 2003).

In unserer Studie waren Episiotomien in der Misoprostolgruppe in weniger Fällen notwendig. Der Unterschied zum Normalkollektiv konnte signifikant gesichert werden.

Betrachtet man insgesamt das Auftreten von Dammverletzungen, also Dammschnitt und Dammriss, so treten diese im Normalkollektiv in den meisten Fällen auf. In der Misoprostolgruppe liegt der Prozentsatz signifikant darunter. Auch hier liegt die Begründung am ehesten in der Wirkung der Prostaglandine auf das Gewebe.

Hinsichtlich allgemeiner postpartaler Komplikationen lag der Prozentsatz in allen 3 Studiengruppen unter einem Prozent.

Ramsey et al. gaben in ihrer Studie ein erhöhtes Risiko für Blutungen in der Misoprostolgruppe mit 2,6% an. In der Dinoprostongruppe traten keine erhöhten Blutungen auf (Ramsey et al. 2003).

In einer weiteren Studie wurden höhere Werte (16% Misoprostol vs. 12% Dinoproston) angegeben. Allerdings wurden hier schon Blutverluste von mehr als 500 ml dokumentiert (Dallenbach et al. 2003).

Dodd et al. dokumentierte einen Blutverlust über 1000 ml bei 4,7% in der Misoprostolgruppe und bei 5,3% in der Dinoprostongruppe (Dodd et al. 2006).

In unserer Studie traten Blutungen am häufigsten in der Dinoprostongruppe auf. Im Normalkollektiv lag der Prozentsatz am niedrigsten. Dies ist wohl am ehesten auf die erhöhte Durchblutung durch die Prostaglandine zurückzuführen.

Plazentalösungsstörungen wurden in der Studie von Lokugamage et al. in 2,1% bei Einleitung mit Misoprostol und in 1,1% bei Einleitungen mit Dinoproston dokumentiert (Lokugamage et al. 2003).

In einer weiteren Studie lagen die Werte bei 5% und 7% (Misoprostol vs. Dinoproston) (Dallenbach et al. 2003).

In unserer Studie trat diese Komplikation mit 5,1% in der Dinoprostongruppe am häufigsten auf. In der Misoprostolgruppe wurden 4,3% dokumentiert. Diese Werte entsprechen in etwa den Werten der Studie von Dallenbach et al. Im Vergleich zum Normalkollektiv traten keine signifkanten Unterschiede hinsichtlich dieser Komplikation auf. Somit scheinen Plazentalösungsstörungen keine typischen Komplikationen dieser Einleitungsmethodik zu sein.

Wundheilungsstörungen, Sepsis und Laparotomien konnten ebenfalls nicht als mütterliche Komplikation nachgewiesen werden. Auch zeigt die aktuelle Studienlage dahingehend keine Ergebnisse.

Dallenbach et al. gaben Fieber als postpartale Komplikation in 5% der Fälle für die Misoprostol- und in 7% der Fälle für die Dinoprostongruppe an (Dallenbach et al. 2003).

In unserer Studie konnte postpartal aufgetretenes Fieber lediglich in der Misoprostolgruppe beobachtet werden. In der Dinoprostongruppe wurde diese Komplikation in keinem Fall dokumentiert. Postpartal aufgetretenes Fieber bei Einleitung mit Misoprostol lässt sich am ehesten mit der Unterhaltung einer lokalen Entzündungsreaktion an der Zervix erklären. Außerdem wäre es möglich, dass systemisch angewandte Prostaglandine auch Entzündungsreaktionen hervorrufen können. Es müsste hier geklärt werden, ob dieser Effekt allein auf die Anwendung von Misoprostol zurückzuführen ist oder ob nicht andere Faktoren eine Rolle spielen.

In der aktuellen Literatur konnten keine Werte zu postpartal aufgetretenen Anämien gefunden werden.

In unserer Studie wird deutlich, dass Anämien bei Anwendung von Misoprostol signifikant seltener auftreten als im Normalkollektiv. Ebenfalls treten Anämien bei Anwendung von Dinoproston seltener auf. Dies könnte ein Hinweis sein, dass Misoprostol sich im Wochenbett zur Atonieprophylaxe eignet. Durch eine bessere Kontraktion des Uterus kann ein effizienterer Verschluss der Gefäße erlangt werden. Dadurch ist der Blutverlust geringer und einer Anämie kann vorgebeugt werden. Studien zur Anwendung von Misoprostol zur Atonieprophylaxe sollten folgen.

6.3.2 Kindliche Komplikationen

Ramsey et al. beschrieben in ihrer Studie Mittelwerte des Apgar 5 mit 9,5±0,7 nach der Anwendung mit Misoprostol und 9,3±0,7 mit Dinoproston (Ramsey et al. 2003). In einer weiteren Studie wurde ein 5 Minuten Apgar kleiner 7 in der Misoprostolgruppe in 0,6% der Fälle und in der Dinoprostongruppe in 1,3% der Fälle dokumentiert. Unsere erhobenen Mittelwerte lagen mit 8,8±1,0 bzw. 8,8±0,9 unter den oben genannten. Auch liegt der Prozentsatz der Kinder, welche einen 5 Minuten Apgar kleiner 7 boten höher als in oben genannter Studie. Im Vergleich zum Normalkollektiv zeigen sich in den Kategorien 8-10 und 4-7 signifikante Unterschiede. Nach eingeleiteten Entbindungen zeigten sich mehr Kinder leicht beeinträchtigt. Dies könnte an einem veränderten zeitlichen Ablauf dieser Entbindungen liegen. Eventuell laufen Phasen der Geburt zu schnell für das Kind ab und daraus folgt eine unzureichende Adaptation mit geringeren Apgar-Werten.

Hinsichtlich der Betrachtung der pH-Werte der Nabelarterie konnten zwischen den verschiedenen Studienpopulationen keine signifikante Unterschiede aufgezeigt werden.

Dodd et al. gaben hinsichtlich einer Verlegung auf die neonatologische Intensivstation Prozentwerte von 1,4% für die Misoprostolgruppe und 0,5% für die Dinoprostongruppe an (Dodd et al. 2006). Ramsey et al. wiesen Werte von 2,6% und 8,6% (Misoprostol vs. Dinoproston) nach Ramsey et al. 2003. In einer weiteren Studie fanden sich Angaben von 7% für die Misoprostol und 10% für die Dinoprostongruppe (Dallenbach et al. 2003).
In unserer Studie wurden 8,5% der Kinder nach Einleitung mit Misoprostol und 9,1% der Kinder nach Einleitung mit Dinoproston verlegt. Diese Werte liegen höher als in oben genannten Studien. Auch liegt hier ein signifikanter Unterschied zum Normalkollektiv vor. Dies dürfte sich wiederum auf die vermehrte Behandlung von Risikoschwangerschaften am Universitätsklinikum Jena und nicht auf die Methode selbst zurückführen lassen.
Das Atemnotsyndrom stellt die häufigste kindliche Komplikation bei eingeleiteten Entbindungen dar, diese bestätigt auch der signifikante Unterschied zum Normalkollektiv. Kinder eingeleiteter Entbindungen haben ein erhöhtes Risiko für eine Anpassungsstörung. Die Ursache könnte hier in einer Verkürzung der Austreibungsphase mit einer damit verbundenen fehlenden Anpassung liegen. Insgesamt war die Dauer der Geburt bei eingeleiteten Entbindungen verkürzt, welches auch oben genannte These unterstützt. Eine Verkürzung der Geburtsdauer birgt die Gefahr einer Anpassungsstörung des Kindes. Dies äußert sich in einem niedrigeren Apgar sowie in einer notwendigen Verlegung in die Kinderklinik nach typischer Indikationsstellung.
Die intrauterine Hypoxie stellt keine typische Indikation bei Einleitungen zur Verlegung in die Kinderklinik dar. Hier konnten zwischen den Gruppen keine Unterschiede nachgewiesen werden. Dies zeigt sich auch in den fehlenden Unterschieden hinsichtlich der pH-Werte. Die Sauerstoffversorgung der Kinder ist bei eingeleiteten Entbindungen nicht zwangsläufig eingeschränkt.

Hinsichtlich typischer perinataler Infektionen konnte im Gruppenvergleich ebenfalls kein signfikanter Unterschied gesichert werden. Deutlich ist ein vermehrtes Vorkommen in der Dinoprostongruppe. Dies ist auf die Applikationsart zurückzuführen. Durch die vaginale Applikation können verstärkt Keime verschleppt werden und so Infektionen begünstigen. Hier ist die orale Applikation des Misoprostols eine wesentliche elegantere Methode auch hinsichtlich der Vermeidung iatrogener Infektionen.

In der aktuellen Literatur konnten keine Angaben zur postpartalen Versorgung der Kinder gefunden werden. In unserer Studie wurden die Häufigkeiten der Intubation, Volumensubstitution, Pufferung, Maskenbeatmung und Sauerstoffanreicherung untersucht.

Es zeigten sich keine Unterschiede im Gruppenvergleich hinsichtlich der Intubation, Volumensubstitution und Pufferung. Diese Maßnahmen werden dementsprechend nicht gehäuft nach Einleitungen durchgeführt.

Betrachtet man die Anzahl der notwendigen Maskenbeatmungen so zeigt sich ein gehäuftes Auftreten bei eingeleiteten Entbindungen. Dies ist zurückzuführen auf das verstärkte Auftreten der Atemnot nach Gabe von Misoprostol und Dinoproston und der damit verbundenen unterstützenden Intervention.

Auch zeigen sich Unterschiede in der Sauerstoffanreicherung zwischen den Studienkollektiven. Diese benötigen Kinder nach Einleitungen ebenfalls häufiger. Dies hängt ebenfalls mit oben genannter typischer Komplikation nach Einleitung zusammen.

In vorliegender Studie handelt es sich um eine retrospektive Studie, welche aufgrund ihrer Beschaffenheit Fehlerquellen in sich birgt.

Zunächst konnten einige Fälle nicht mit in die Studie aufgenommen werden, da die entsprechenden Akten entliehen waren. Auch hinsichtlich der Dokumentation müssen Fehler eingeräumt werden, welche sich allein schon aus der Menge der Dokumentierenden ergibt. Teilweise konnten Daten auch nur unvollständig erhoben werden. Ein weiteres Problem stellt die Größe der Studienpopulationen dar. Die Dinoprostongruppe ist wesentlich kleiner als die beiden anderen Studienpopulationen. Auch hier ist die statistische Vergleichbarkeit eingeschränkt.

7. Schlussfolgerungen

Da die Geburtseinleitung eine sehr häufige Massnahme darstellt, sollte wie in vorliegender Studie die Wirkung der eingesetzten Medikamente untersucht werden, um eine Risikoabschätzung im individuellen Fall vornehmen zu können.

Die genauen biochemischen Abläufe einer Geburt sind bis heute noch nicht umfassend geklärt.

Eine Geburtseinleitung sollte immer durch einen erfahrenen Geburtshelfer erfolgen. Im Vordergrund steht dabei die Minimierung von Komplikationen für Mutter und Kind gegenüber einem abwartenden Verhaltens.

Individuelle Eigenschaften der Mutter wie Alter, Gewicht, Gravidität und Parität scheinen die Einleitung zu beeinflussen. Weitere Studien zur Untersuchung einer Dosisanpassung entsprechend der mütterlichen Eigenschaften sollten folgen, um den Einleitungserfolg in Zukunft zu erhöhen.

Die Terminüberschreitung stellt die Hauptdiagnose dar. Zu beachten ist hier eine exakte Diagnose des Entbindungstermins, um Frühgeburtlichkeit zu vermeiden.

In dieser Studie konnte die Überlegenheit von Misoprostol gegenüber Dinoproston bestätigt werden. Es zeigte sich eine größere Effektivität anhand einer häufigeren Einleitungszeit unter 24 Stunden. Außerdem wurden weniger Sectiones in der Misoprostolgruppe vorgenommen.

Im Vergleich zum Normalkollektiv wiesen Frauen nach Misoprostoleinnahme eine kürzere Geburtsdauer auf.

Dammverletzungen traten im Normalkollektiv häufiger auf. So scheinen Prostaglandine das Risiko für eine Geburtsverletzung zu minimieren. Außerdem wurden weniger Anämien postpartal beobachtet. Misoprostol eignet sich somit auch zur Atonieprophylaxe. Genauere Untersuchungen sollten folgen, um das Anwendungsgebiet von Misoprostol zukünftig zu erweitern.

Eine typische Nebenwirkung von Misoprostol scheint mütterliches Fieber zu sein. Regelmäßige Temperaturkontrollen postpartal und im Verlauf sollten vorgenommen und beobachtet werden.

Es zeigte sich nach Geburtseinleitung eine häufigere Verlegung der Kinder auf die neonatologische Intensivstation. Als häufigste Indikation konnten respiratorische Anpassungsstörungen des Neugeborenen festgestellt werden.

Es lässt sich schlussfolgern, dass Misoprostol hinsichtlich Effektivität und Sicherheit in unserer Studie Dinoproston überlegen ist. Daher sollte eine Geburtseinleitung entsprechend einem hauseigenem Protokoll an der Universitätsfrauenklinik Jena nach Ausschluss möglicher Kontraindikationen mit Misoprostol erfolgen. Die vorliegende Studie unterstützt die entsprechende Freigabe dieses Medikaments für die Geburtshilfe.

Anhang A1

Perinatbogen

Externe vergleichende Qualitätssicherung

MUSTER

Dieser Dokumentationsbogen dient **ausschließlich** zur Veranschaulichung des Datensatzes.
Er kann bei Bedarf zur krankenhausinternen Zwischendokumentation genutzt werden.
Die Übermittlung vom Krankenhaus an die datenentgegennehmende Stelle erfolgt jedoch ausschließlich elektronisch!

Datensatz Geburtshilfe (16/1) — Grau unterlegt: Teildatensatz Kind (Bei Mehrlingen bitte mehrfach ausfüllen)

Stand: 30.06.2004 – Datensatz Geburtshilfe (16/1) ab 01.01.2005
© BQS Bundesgeschäftsstelle Qualitätssicherung gGmbH

Externe vergleichende Qualitätssicherung

Angaben zur Entbindung

28.1 Lungenreifebehandlung 0 = nein 1 = ja
  wenn ja:
28.2 zuletzt am TT.MM.JJJJ

29.1 berechneter, ggf. korrigierter Geburtstermin TT.MM.JJJJ

29.2 Tragzeit nach klinischem Befund Wochen

30.1 pränatal gesicherte/vermutete Fehlbildungen 0 = nein 1 = ja
  wenn ja:
30.2 Diagnose ICD-10
  1 = gesichert 2 = Verdacht auf SSW
  Schlüssel 7
  1.
  2.
  3.

31 Aufnahmeart
  1 = Entbindung in der Klinik bei geplanter Klinikgeburt
  2 = Entbindung in der Klinik bei weitergeleiteter Haus-/Praxis- / Geburtshausgeburt, ursprünglich nicht als stationäre Entbindung geplant
  3 = Entbindung des Kindes vor Klinikaufnahme

32 Muttermundweite bei Aufnahme cm

33.1 Blasensprung vor Wehenbeginn 0 = nein 1 = ja
  wenn ja:
33.2 Datum des vorzeitigen Blasensprungs TT.MM.JJJJ
33.3 Uhrzeit des vorzeitigen Blasensprungs hh:mm

34 Aufnahme-CTG 0 = nein 1 = ja

35.1 Dopplersonographie in geburtshilflicher Abteilung durchgeführt
  0 = nein 1 = ja
  wenn ja: Schlüssel 6
35.2 Indikation für Dopplersonographie in geburtshilflicher Abteilung
  1. 3.
  2. 4.

35.3 pathologischer Dopplerbefund 0 = nein 1 = ja

36.1 Geburtsrisiken 0 = nein 1 = ja
36.2 wenn ja: Schlüssel 5
  1. 2. 3.
  4. 5. 6.

37.1 CTG-Kontrolle 0 = nein 1 = ja
  wenn ja:
37.2 externes CTG
37.3 internes CTG
  0 = nein
  1 = intermittierend
  2 = kontinuierlich bis Geburt
  3 = kontinuierlich bis Desinfektion

38.1 Blutgasanalyse Fetalblut 0 = nein 1 = ja
  wenn ja:
38.2 Base Excess der Fetalblutanalyse mmol
38.3 pH-Wert der Fetalblutanalyse
  (bei mehreren Messungen jeweils schlechtesten Wert angeben)

39 Lage
  1 = regelrechte Schädellage
  2 = regelwidrige Schädellage
  3 = Beckenendlage
  4 = Querlage
  5 = nicht bestimmt

40 Entbindungsposition zum Zeitpunkt der Geburt
  1 = Kreißbett/horizontale Position
  2 = Hocker/vertikale Position
  3 = Unterwassergeburt
  4 = andere

41.1 Geburtsdauer ab Beginn regelmäßiger Wehen Stunden
41.2 aktive Pressperiode Minuten

42 medikamentöse Zervixreifung 0 = nein 1 = ja

43 Geburtseinleitung 0 = nein 1 = ja
  wenn ja: Schlüssel 5
43.1 Indikation 1. 2.
43.2 Medikamentös 0 = nein 1 = ja
43.3 Geburtseinleitung mit Amniotomie 0 = nein 1 = ja

44.1 Wehenmittel s. p. 0 = nein 1 = ja
44.2 Tokolyse s. p. 0 = nein 1 = ja

45.1 Anästhesien 0 = nein 1 = ja
  wenn ja:
45.2 Allgemeinanästhesie 1 = ja
45.3 Pudendusanästhesie 1 = ja
45.4 sonstige Anästhesie 1 = ja

45.5 Epi-/Periduralanästhesie
  1 = durch Geburtshelfer
  2 = durch Anästhesisten
45.6 Spinalanästhesie
  1 = durch Geburtshelfer
  2 = durch Anästhesisten

46 Analgetika 0 = nein 1 = ja
47 Akupunktur 0 = nein 1 = ja
48 alternative Analgesien

49 Episiotomie
  0 = nein
  1 = median
  2 = mediolateral
  3 = Perineoprotokomie

50 Entbindungsmodus (OPS)

51.1 Indikationen zur operativen Entbindung Schlüssel 5
  1. 2. 3.
  4. 5. 6.

  wenn Sectio caesarea:
51.2 Dauer des Eingriffs
  Schnitt-Naht-Zeit bei Sectio caesarea Minuten

52 OP-Pflegekraft bei Sectio caesarea
  0 = keine OP-Pflegekraft
  1 = OP-Pflegekraft mit Krankenpflegeexamen
  2 = OP-Pflegekraft ohne Krankenpflegeexamen

53.1 Notsektio 0 = nein 1 = ja
  wenn ja:
53.2 Hauptindikation bei Notsektio Schlüssel 5
53.3 E-E-Zeit bei Notsektio Minuten

54 Plazentalösungsstörung 0 = nein 1 = ja

55 Hebamme
  0 = keine Hebamme
  1 = Klinikhebamme
  2 = externe Hebamme
55.1 Identifikations-Kodierung der Hebamme

56.1 Facharzt für Frauenheilkunde und Geburtshilfe 0 = nein 1 = ja
56.2 Identifikations-Kodierung des Facharztes

57 Assistent in Facharzt-Weiterbildung 0 = nein 1 = ja

Stand: 30.06.2004 – Datensatz Geburtshilfe (16/1) ab 01.01.2005
© BQS Bundesgeschäftsstelle Qualitätssicherung gGmbH

Externe vergleichende Qualitätssicherung

57.1	Identifikations-Kodierung des Assistenten	☐☐
58.1	**Pädiater vor Kindsgeburt eingetroffen**	
	0 = nein 1 = ja	☐
58.2	Identifikations-Kodierung des Pädiaters	☐☐
59.1	**Pädiater nach Kindsgeburt eingetroffen**	
	0 = nein 1 = ja	☐
59.2	Identifikations-Kodierung des Pädiaters	☐☐

Basisdokumentation - Kind

60.1	Geburtsdatum des Kindes	
	TT.MM.JJJJ	☐☐.☐☐.☐☐☐☐
60.2	Uhrzeit der Geburt	
	hh:mm	☐☐:☐☐
61.1	Geburtsdiagnose Kind	
	ICD-10	☐☐☐.☐☐
61.2	weitere kombinierte Geburtsdiagnose Kind	
	ICD-10	☐☐☐.☐☐
62	Geschlecht des Kindes	
	1 = männlich 2 = weiblich	☐
63	Apgar nach 1 min	☐☐
63.1	nach 5 min	☐☐
63.2	nach 10 min	☐☐
64	Gewicht des Kindes g	☐☐☐☐
65.1	Länge des Kindes cm	☐☐
66.1	Kopfumfang des Kindes cm	☐☐.☐
66.1	Blutgasanalyse Nabelschnurarterie	
	wenn ja: 0 = nein 1 = ja	☐
66.2	Base Excess Blutgasanalyse Nabelschnurarterie mmol/l	☐☐.☐
66.3	pH-Wert Blutgasanalyse Nabelschnurarterie	☐.☐☐
67	Pulsoxymetrie 0 = nein 1 = ja	☐
68.1	Intubation 0 = nein 1 = ja	☐
68.2	Volumensubstitution 0 = nein 1 = ja	☐
68.3	Pufferung 0 = nein 1 = ja	☐
68.4	Maskenbeatmung 0 = nein 1 = ja	☐

69	O$_2$-Anreicherung 0 = nein 1 = ja	☐
70	U2 durchgeführt bei kinderärztlicher Untersuchung 0 = nein 1 = ja	☐
71.1	Fehlbildung vorhanden	
	0 = nein 1 = ja	☐
71.2	Fehlbildung pränatal diagnostiziert	
	0 = nein 1 = ja 2 = nicht bestimmt	☐
72	Diagnose Morbidität des Kindes	
	ICD-10 1.	☐☐☐.☐☐
	2.	☐☐☐.☐☐
	3.	☐☐☐.☐☐
	4.	☐☐☐.☐☐

Bei Totgeburt

73.0	Totgeburt 0 = nein 1 = ja	☐
	wenn ja:	
73.1	Tod vor Klinikaufnahme bei Totgeburt	☐
73.2	Todeszeitpunkt bei Totgeburt	☐
	1 = Tod ante partum	
	2 = Tod sub partu	
	3 = Todeszeitpunkt unbekannt	

Komplikationen bei der Mutter

74	Dammriss	0 = nein	☐
		1 = Grad I	
		2 = Grad II	
		3 = Grad III	
		4 = Grad IV	
75.1	andere Weichteilverletzungen		
	0 = nein 1 = ja		☐
	wenn ja:		
75.2	Zervixriss als Weichteilverletzung 1 = ja		☐
75.3	Scheidenriss als Weichteilverletzung 1 = ja		☐
75.4	Labien-/Klitorisriss als Weichteilverletzung		
	1 = ja		☐
75.5	parakolpisches Hämatom		
	als Weichteilverletzung 1 = ja		☐
76	Blutung > 1000 ml 0 = nein 1 = ja		☐
77	revisionsbedürftige Wundheilungsstörungen des Geburtskanals durch Eröffnung und/oder Sekundärnaht		
	0 = nein 1 = ja		☐
78	Hysterektomie/Laparotomie		
	0 = nein 1 = ja		☐
79	Eklampsie 0 = nein 1 = ja		☐
80	Sepsis 0 = nein 1 = ja		☐

81	Fieber im Wochenbett > 38 °C > 2 Tg	
	0 = nein 1 = ja	☐
82	Anämie Hb < 10 g/dl (< 6,2 mmol/L)	
	0 = nein 1 = ja	☐
83.1	**allgemeine behandlungsbedürftige postpartale Komplikationen**	
	0 = nein 1 = ja	☐
	wenn ja:	
83.2	Pneumonie 1 = ja	☐
83.3	kardiovaskuläre Komplikationen	
	1 = ja	☐
83.4	tiefe Bein-/Beckenvenenthrombose	
	1 = ja	☐
83.5	Lungenembolie 1 = ja	☐
83.6	Harnwegsinfektion 1 = ja	☐
83.7	Wundinfektion/Abszessbildung 1 = ja	☐
83.8	Wundhämatom/Nachblutung 1 = ja	☐
83.9	sonstige Komplikation 1 = ja	☐

Stand: 30.06.2004 – Datensatz Geburtshilfe (16/1) ab 01.01.2005
© BQS Bundesgeschäftsstelle Qualitätssicherung gGmbH

Externe vergleichende Qualitätssicherung

Entlassung / Verlegung	
84.1	Kind in Kinderklinik verlegt 0 = nein 1 = ja ☐
	wenn ja:
84.2	Kinderkliniknummer bei Verlegung des Kindes ☐☐
84.3	Fachabteilung der Kinderklinik bei Verlegung des Kindes § 301-Vereinbarung ☐☐☐☐
85.1	Entlassungs- / Verlegungsdatum aus der Geburtsklinik Kind TT MM JJJJ ☐☐.☐☐.☐☐☐☐
85.2	Entlassungs- / Verlegungsuhrzeit aus der Geburtsklinik Kind hh mm ☐☐:☐☐
86	Endgültige Entlassung aus / Tod in / stationär in 1 = Geburtsklinik 2 = Kinderklinik ☐
87	Entlassungs- / Verlegungsdiagnose aus der Geburtsklinik Kind ICD-10 ☐☐☐.☐☐ ICD-10 ☐☐☐.☐☐
88	Entlassungsgrund aus der Geburtsklinik Kind § 301-Vereinbarung ☐☐
89	Tod des lebendgeborenen Kindes innerhalb der ersten 7 Tage 0 = nein 1 = ja ☐
90.1	Todesursache des lebendgeborenen Kindes ICD-10 1. ☐☐☐.☐☐ 2. ☐☐☐.☐☐ 3. ☐☐☐.☐☐ 4. ☐☐☐.☐☐
90.2	Datum des Todes – lebendgeborenes Kind TT MM JJJJ ☐☐.☐☐.☐☐☐☐
90.3	Uhrzeit des Todes – lebendgeborenes Kind hh mm ☐☐:☐☐

91.1	Entlassungs-/ Verlegungsdiagnose Mutter ICD-10 ☐☐☐.☐☐
91.2	weitere kombinierte Entlassungs-/ Verlegungsdiagnose Mutter ICD-10 ☐☐☐.☐☐
92	Entlassungsgrund Mutter § 301-Vereinbarung ☐☐
93	Entlassungsdatum Mutter TT MM JJJJ ☐☐.☐☐.☐☐☐☐
94	Tod der Mutter im Zusammenhang mit der Geburt 0 = nein 1 = ja ☐

Stand: 30.06.2004 – Datensatz Geburtshilfe (16/1) ab 01.01.2005
© BQS Bundesgeschäftsstelle Qualitätssicherung gGmbH

Externe vergleichende Qualitätssicherung

Schlüsselverzeichnis

Schlüssel 1
Nationalität
1 Mittel- und Nordeuropa, Nordamerika: A, CH, F, B, NL, L, GB, DK, S, N, FIN, USA
2 Mittelmeerländer: ehemals. YU, GR, I, E, P, Israel, Malta, Zypern
3 Osteuropa: ehemals SU, PL, Tschechien, Slowakei, RO, BG, H
4 Mittlerer Osten (inklusive TR, Afghanistan und Pakistan) und Nordafrika (arabische Länder)
5 Asien (exklusive 4)
6 sonstige Staaten

Schlüssel 2
Beruf der Mutter
1 Hausfrau
2 in Ausbildung, Studium
4 un-/angelernte Arbeiterin, angelernte Aushilfskraft (z.B. Raumpflegerin)
5 Facharbeiter (z.B. Bäckerin), einfache Beamte (z.B. Briefträgerin), ausführende Angestellte (z.B. Schreibkraft), Kleingewerbetreibende (z.B. Kioskpächterin)
6 mittlere bis leitende Beamte und Angestellte, Selbständige mit mittlerem und größerem Betrieb, freie Berufe (z.B. Rechtsanwältin, Ärztin), Meister
9 unbekannt

Schlüssel 3
Anamnese und allgemeine Befunde
(gemäß Mutterpass)
01 familiäre Belastung (Diabetes, Hypertonie, Missbildungen, genetische Krankheiten, psychische Krankheiten)
02 frühere eigene schwere Erkrankungen (z.B. Herz, Lunge, Leber, Nieren, ZNS, Psyche)
03 Blutungs-/Thromboseneigung
04 Allergie
05 frühere Bluttransfusionen
06 besondere psychische Belastung (z.B. familiäre oder berufliche)
07 besondere soziale Belastung (Integrationsprobleme, wirtsch. Probleme)
08 Rhesus-Inkompatibilität (bei vorangeg. Schwangersch.)
09 Diabetes mellitus
10 Adipositas
11 Kleinwuchs
12 Skelettanomalien
13 Schwangere unter 18 Jahren
14 Schwangere über 35 Jahren
15 Vielgebärende (mehr als 4 Kinder)
16 Z. n. Sterilitätsbehandlung
17 Z. n. Frühgeburt (Schwangerschaftsalter: unter 37 vollendete Wochen)
18 Z. n. Geburt eines hypotrophen Kindes (Gewicht unter 2500 g)
19 Z. n. 2 oder mehr Aborten/Abbrüchen
20 totgeschädigtes Kind in der Anamnese
21 Komplikationen bei vorausgegangenen Entbindungen
22 Komplikationen post partum
23 Z. n. Sectio caesarea
24 Z. n. anderen Uterusoperationen
25 rasche Schwangerschaftsfolge (weniger als 1 Jahr)
26 sonstige anamnestische oder allgemeine Befunde
54 Z. n. HELLP-Syndrom
55 Z. n. Eklampsie
56 Z. n. Hypertonie

Schlüssel 4
Besondere Befunde im Schwangerschaftsverlauf
(gemäß Mutterpass)
27 behandlungsbedürftige Allgemeinerkrankungen
28 Dauermedikation
29 Abusus
30 besondere psychische Belastungen
31 besondere soziale Belastungen
32 Blutungen, Schwangerschaftsalter: unter 28 vollendete Wochen
33 Blutungen, Schwangerschaftsalter: 28 vollendete Wochen und mehr
34 Placenta praevia
35 Mehrlingsschwangerschaft
36 Hydramnion
37 Oligohydramnie
38 Terminunklarheit
39 Plazentainsuffizienz
40 Isthmozervikale Insuffizienz
41 vorzeitige Wehentätigkeit

42 Anämie
43 Harnwegsinfektion
44 indirekter Coombstest positiv
45 Risiko aus anderen serologischen Befunden
46 Hypertonie (Blutdruck über 140/90)
47 Ausscheidung von 1000 mg Eiweiß pro Liter Urin oder mehr
48 mittelgradige - schwere Ödeme
49 Hypotonie
50 Gestationsdiabetes
51 Lageanomalie
52 sonstige besondere Befunde im Schwangerschaftsverlauf
53 Hyperemesis

Schlüssel 5
Indikationen zur Geburtseinleitung und operativen Entbindung, Geburtsrisiken
60 vorzeitiger Blasensprung
61 Überschreitung des Termins
62 Fehlbildung
63 Frühgeburt
64 Mehrlingsschwangerschaft
65 Plazentainsuffizienz (Verdacht auf)
66 Gestose/Eklampsie
67 Rh-Inkompatibilität
68 Diabetes mellitus
69 Z. n. Sectio caesarea oder anderen Uterusoperationen
70 Placenta praevia
71 vorzeitige Plazentalösung
72 sonstige uterine Blutungen
73 Amnioninfektionssyndrom (Verdacht auf)
74 Fieber unter der Geburt
75 mütterliche Erkrankung
76 mangelnde Kooperation der Mutter
77 pathologisches CTG oder auskultatorisch schlechte kindliche Herztöne
78 grünes Fruchtwasser
79 Azidose während der Geburt (festgestellt durch Fetalblutanalyse)
80 Nabelschnurvorfall
81 V. a. sonstige Nabelschnurkomplikationen
82 protrahierte Geburt/Geburtsstillstand in der Eröffnungsperiode
83 protrahierte Geburt/Geburtsstillstand in der Austreibungsperiode
84 absolutes oder relatives Missverhältnis zwischen kindlichem Kopf und mütterlichem Becken
85 drohende/erfolgte Uterusruptur
86 Querlage/Schräglage
87 Beckenendlage
88 hintere Hinterhauptslage
89 Vorderhauptslage
90 Gesichtslage/Sternlage
91 tiefer Querstand
92 hoher Geradstand
93 sonstige regelwidrige Schädellagen
94 Sonstige
95 HELLP-Syndrom
96 intrauteriner Fruchttod
97 pathologischer Dopplerbefund
98 Schulterdystokie

Schlüssel 6
Indikationen für dopplersonographische Untersuchungen
1 V. a. intrauterine Wachstumsretardierung
2 Schwangerschaftsinduzierte Hypertonie / Präeklampsie
3 Z. n. Mangelgeburt/ intrauteriner Fruchttod
4 Z. n. Präeklampsie/ Eklampsie
5 Auffälligkeiten der fetalen Herzfrequenzregistrierung
6 begründeter V. a. Fehlbildung/fetale Erkrankung
7 Mehrlingsschwangerschaft bei diskordantem Wachstum
8 Abklärung bei V. a. Herzfehler/Herzerkrankungen

Schlüssel 7
Zur Verschlüsselung der Fehlbildungen ist das Kapitel XVII „Angeborene Fehlbildungen, Deformitäten und Chromosomenanomalien" des ICD-10 heranzuziehen.

Stand: 30.06.2004 – Datensatz Geburtshilfe (16/1) ab 01.01.2005
© BQS Bundesgeschäftsstelle Qualitätssicherung gGmbH

Anhang A2

Zusammenfassung Ergebnisse

Tabelle A2.1: Zusammenfassung der wichtigsten Ergebnisse dieser Arbeit zur Geburtseinleitung mit Misoprostol und Dinoproston und dem Vergleich zum Normalkollektiv (Darstellung der Häufigkeit des Auftretens in Prozent soweit keine Einheit angegeben).

		Misoprostol (n=644)	Dinoproston (n=99)	Normalkoll. (n=699)	p-Wert (M-N)	p-Wert (D-N)	p-Wert (M-D)
Patientenbe-zogene Daten	Alter der Mutter [Jahre]	28,0 ± 5,5 (15-44)	30,5 ± 5,4 (19-42)	29,2 ± 5,4 (16-47)	<0,01	<0,05	<0,01
	Gewicht der Mutter [kg]	83,6 ± 15,4	85,5 ± 16,3	78,4 ± 12,3	<0,01	<0,01	n.s.
	BMI der Mutter [kg/m^2]	30,3 ± 8,2	30,4 ± 5,5	28,1 ± 4,1	<0,01	<0,01	n.s.
	Gravidität [Anzahl]	1,7 ± 1,1	2,3 ± 1,3	1,8 ± 1,2	n.s.	<0,01	<0,01
	Parität [Anzahl]	0,5 ± 0,8	1,0 ± 0,8	0,7 ± 0,9	<0,01	<0,01	<0,01
	Abstand zum VET [Tage]	1,6 ± 8,2	1,5 ± 9,2	-2,7 ± 7,1	<0,01	<0,01	n.s.
Indikationen zur Geburts-einleitung	Terminüber-schreitung	47,7%	51,5%	-	-	-	n.s.
	vorzeitiger Blasensprung	14,9%	13,1%	-	-	-	n.s.
	Veränderungen des Fruchtwassers	9,6%	16,2%	-	-	-	<0,05
	Plazentainsuffiziens	10,7%	7,1%	-	-	-	n.s.
	maternale Indikation	8,5%	10,1%	-	-	-	n.s.
	kindliche Indikation	8,5%	2,0%	-	-	-	<0,05
Einleitungs-zeit	gesamt [h]	18,3 ± 12,9	25,5 ± 18,3	-	-	-	n.s.
	< 12 h	30,6%	36,4%	-	-	-	n.s.
	< 24 h	80,9%	68,2%	-	-	-	<0,05
	< 36 h	94,0%	92,4%	-	-	-	n.s.
	< 48 h	97,0%	93,9%	-	-	-	n.s.
	Therapieversager	3,0%	6,1%	-	-	-	n.s.

Tabelle A2.1: Zusammenfassung der wichtigsten Ergebnisse dieser Arbeit zur Geburtseinleitung mit Misoprostol und Dinoproston und dem Vergleich zum Normalkollektiv (Darstellung der Häufigkeit des Auftretens in Prozent soweit keine Einheit angegeben).

		Misoprostol (n=644)	Dinoproston (n=99)	Normalkoll. (n=699)	p-Wert (M-N)	p-Wert (D-N)	p-Wert (M-D)
Latenzzeit [h]		11,3 ± 8,2	12,3 ± 9,3	-	-	-	n.s.
Geburtsdauer	gesamt [h]	7,8 ± 7,4	7,7 ± 6,4	8,6 ± 5,7	n.s.	n.s.	n.s.
	<8 Stunden	67,4%	75,4%	59,7%	<0,05	<0,05	n.s.
Entbindungsmodus	Spontanentbindung	68,6%	64,6%	79,4%	<0,01	<0,01	n.s.
	Vakuumextraktion	3,6%	1,0%	5,2%	n.s.	n.s.	n.s.
	Forceps	5,9%	1,0%	2,1%	<0,01	n.s.	<0,05
	Sectio	21,9%	33,3%	13,3%	<0,01	<0,01	<0,05
Notsectio		2,0%	3,0%	1,0%	n.s.	n.s.	n.s.
Wehenmittel		25,5%	26,3%	19,9%	<0,05	n.s.	n.s.
Anästhesie	Pudendus	0,9%	1,0%	1,0%	n.s.	n.s.	n.s.
Anästhesie	Akupunktur	0,9%	1,0%	1,0%	n.s.	n.s.	n.s.
Anästhesie	PDA	19,9%	19,0%	9,9%	<0,01	<0,01	n.s.
Weichteilverletzungen	gesamt	43,0%	51,5%	53,8%	n.s.	n.s.	n.s.
	Dammriss I. Grades	10,6	13,1%	13,3%	n.s.	n.s.	n.s.
	Dammriss II. Grades	8,9%	12,1%	11,6%	<0,05	n.s.	n.s.
	Dammriss III. Grades	0,2%	0,0%	1,6%	<0,01	n.s.	n.s.
	Dammrisse gesamt	19,6%	25,2%	26,5%	<0,01	n.s.	n.s.
	Scheidenrisse	25,2%	23,2%	29,0%	n.s.	n.s.	n.s.
	Zervixverletzung	6,1%	0,0%	1,0%	<0,01	<0,01	<0,05
	Labienrisse	15,1%	18,2%	22,0%	n.s.	n.s.	n.s.
	Episiotomien	23,8%	28,3%	28,5%	<0,05	n.s.	n.s.
Postpartale Komplikationen	Blutungen	2,2%	4,0%	2,0%	n.s.	n.s.	n.s.
	Plazentalösungsstörungen	4,3%	5,1%	3,9%	n.s.	n.s.	n.s.
	Fieber	4,8%	0,0%	0,0%	<0,01	n.s.	<0,05

Tabelle A2.1: Zusammenfassung der wichtigsten Ergebnisse dieser Arbeit zur Geburtseinleitung mit Misoprostol und Dinoproston und dem Vergleich zum Normalkollektiv (Darstellung der Häufigkeit des Auftretens in Prozent soweit keine Einheit angegeben).

		Misoprostol (n=644)	Dinoproston (n=99)	Normalkoll. (n=699)	p-Wert (M-N)	p-Wert (D-N)	p-Wert (M-D)
	Anämie	15,7%	18,2%	22,6%	<0,01	n.s.	n.s.
Apgar nach 5 Minuten	Gesamt	8,8 ± 1,0 (3-10)	8,8 ± 1,0 (4-10)	9,0 ± 0,8 (2-10)	<0,01	n.s.	n.s.
	8-10	91,9%	92,9%	96,6%	<0,01	n.s.	n.s.
	4-7	7,8%	7,1%	3,3%	n.s.	n.s.	n.s.
	0-3	0,3%	0,0%	0,1%	n.s.	n.s.	n.s.
ph-Wert der Nabelarterie		7,19 ± 0,65	7,15 ± 0,74	7,15 ± 0,87	n.s.	n.s.	n.s.
Kindliche Komplikationen	Verlegung auf neonatologische Intensivstation	8,5%	9,1%	4,0%	<0,01	<0,01	n.s.
	Atemnot	3,0%	5,1%	0,3%	<0,01	<0,01	n.s.
	Maskenbeatmung	6,8%	11,1%	3,4%	n.s.	n.s.	n.s.
	Intubation	0,5%	2,0%	0,6%	n.s.	n.s.	n.s.
	Volumensubstitution	0,3%	0,0%	0,1%	n.s.	n.s.	n.s.
	Pufferung	0,2%	0,0%	0,3%	n.s.	n.s.	n.s.
	Sauerstoffanreicherung	9,2%	11,1%	4,1%	<0,01	<0,01	n.s.

Literaturverzeichnis

(1) Akhan SE, Iyibozkurt AC, Turfanda A. 2001. Unscarred uterine rupture after induction of labor with misoprostol: a case report, Clinical and experimental Obstretics & Gynecology, 2(28):118-20.

(2) Bernar T. 2004. Geburtseinleitung mir 2 mg Prostaglandin-E2-Vaginalgel bei unreifem Zervixbefund [Dissertation]. Würzburg: Bayerische Julian-Maximilian Universität.

(3) Bhattacharya S, Campbell DM, Liston WA, Bhattacharya S. 2007. Effect of Body mass Index on pregnancy outcomes in nulliparous women delivering singleton babies, BMC Public Health, 7:168.

(4) Blanks AM, Thornton S. 2003. The role of oxytocin in parturition. British Journal of Obstretics and Gynecology, 110(Suppl.20):46-51.

(5) Blumenthal PD, Ramanauskas R. 1999. Randomized trial of Dilapan and Laminaria as cervical ripening agents before induction of labor. Journal of Obstretics & Gynecology, 3(75):365-368.

(6) Bortolus R. 1999. Determinants of response to intracervical prostaglandin E2 for cervical ripening, European Journal of Obstretics%Gynecology and Reproductive Biology, 2(87):137-41.

(7) Challis JRG, Matthews RG. 2000. Endocrine and paracrine regulation of birth at term and preterm. Endocrine Reviews, 5(21):412-550.

(8) Chien EK, Mac Gregor C. 2003. Expression and regulation of the rat prostaglandin E2 receptor type 4 (EP4) in pregnant cervical tissue. American Journal of Obstretics and Gynecology, 5(189):1501-1510.

(9) Crane JM, Delaney T, Butt KD, Benett KA, Hutchens D, Young DC. 2004. Predictors of successfull labor induction with oral or vaginal misoprostol. Journal of maternal, Fetal and neonatal medicine, 5 (15): 319-323.

(10) Dallenbach P, Boulvain M, Viardot C, Irion O. 2003. Oral misoprostol or vaginal dinoprostone for labor induction: a randomized controlled trial, American Journal of Obstretics & Gynecology, 1(188):162-7.

(11) Dalton L. 2005. Oxytocin. Chemical and Engineering News, 25(83).

(12) Dodd JM, Crowther CA, Robinson JS. 2006. Oral misoprostol for induction of labour at term: a randomized controlled trial, BMJ-Medical publication of the year, 332(7540):509-13.

(13) Doherty DA, Magann EF, Francis J, Morrison JC, Newnham JP. 2006. Prepregnancy body mass index and pregnancy outcomes, International Journal of Gynecology & Obstretics, 3(95):242-7.

(14) Egarter CH, Husslein PW, Rayburn WF. 1990. Uterine Hyperstimulation after low-dose prostaglandin E2 therapy: Tocolytic treatment in 181 cases. American Journal of Obstretics & Gynecology, 163:794-796.

(15) Egarter CH, Husslein P. 1992. Biochemistry of myometrial contractility. Baillieres Clinical Obstretics and Gynaecology, 4(6):755-769.

(16) Egarter C, Schatten C. 2004. Medizinische Methoden der Geburtseinleitung. Der Gynäkologe, 4(37):321-329.

(17) Fasbender H, Hrsg. 1964. Geschichte der Geburtshilfe. 1. Auflage. Hildesheim: Georg Ohrs Verlag, S. 849-864.

(18) Fujimoto T, Savani RC, Wateri M, Day AJ, Strauss JF. 2002. Induction of hyaluronic acid-binding protein, tumor necrosis factor-stimulated gene 6, in cervical smooth muscle cells by tumor necrosis factor-α and prostaglandine E2. American Journal of Pathology, 4(169):1495-1502.

(19) Geist Ch, Hader U, Stiefel A, Hrsg. 2007. Hebammenkunde. Vierte Auflage. Stuttgart: Hippokrates Verlag, S. 319.

(20) George SS, Matthews JI, Jeyaseelan L, Seshadri L. 1993. Cervical ripening induces labour through interleukin 1b. Australian and New Zealand Journal of Obstretics and Gynecology, 3(33):285-286.

(21) Gherman RB, Browning J, O'Boyle A, Goodwin TM. 2001. Oral misoprostol vs. intravaginal prostaglandin E2 fpr preinduction cervical ripening. A randomized trial, Journal of reproductive medicine, 7(46):641-6.

(22) Goerke et al. 2002. Gynäkologie und Geburtshilfe, 5. Auflage. München/Jena: Urban&Fischer Verlag, S.89.

(23) Hales KA, Rayburn WF, Turnbull GL, Christensen HD, Patatanian E. 1994. Double-blind comparison of intracervical and intravaginal prostaglandin E2 for

cervical ripening and induction of labor. American Journal of Obstretics and Gynecology, 4(171):S.1087-1091.

(24) Hofmeyr GJ, Gulmezoglu AM. 2003. Vaginal misoprostol for cervical ripening and induction of labour. Cochrane Database Systematic Review, 1:CD000941.

(25) Iwahashi M, Muragaki Y, Ooshima A, Umesaki N. 2003. Decreased Type I collagen expression in human uterine cervix during pregnancy. Journal of Clinical Endocrinology & Metabolism, 5(88):2231-2235.

(26) Johnson TA, Greer IA, Kelly RW. 1992. The effect of pH on release of PGE2 from vaginal and endocervical preparations for induction of labour in an in vitro study. British Journal of Obstretics and Gynecology, 11(99):877-880.

(27) Kazzi GM, Bottoms SF, Rosen MG. 1982. Efficacy and safety of Laminaria digitata für preinduction ripening of the cervix. Journal of Obstretics & Gynecology 60:440-443.

(28) Kemp B, Winkler M, Rath W. 2000. Induction of labor by prostaglandin E2 in relation to the Bishop score. International Journal of Gynecology and Obstretics. 1(71):13-17.

(29) Khabbaz AY, Usta IM, El-Hajj MI, Abu-Musa A, Seoud M, Nassar AH. 2001. Rupture of an unscarred uterus with misoprostol induction: case report and review of the literature, Journal of maternal and fetal medicine, 2(10):141-5.

(30) Kiechle M, Hrsg. 2006. Gynäkologie und Geburtshilfe, 1.Aufl. München/Jena: Urban&Fischer Verlag, S. 384.

(31) Kiechle M, Hrsg. 2006. Gynäkologie und Geburtshilfe, 1.Aufl. München/Jena: Urban&Fischer Verlag, S. 442.

(32) Kiechle M, Hrsg. 2006. Gynäkologie und Geburtshilfe, 1.Aufl. München/Jena: Urban&Fischer Verlag, S. 456.

(33) Lausch E. 1972. Prostaglandine-Ein Wundermittel in Sicht. Die Zeit. Nr. 41.

(34) Le Roux PA, Olarogun JO, Penny J, Anthony J. 2002. Oral and vaginal misoprostol compared with dinoprostone for induction of labor: a randomized controlled trail, Obstetrics & Gynecology, 2(99):201-205.

(35) Ledingham MA, Thomson AJ, Jordon F, Young A, Macara LM, Greer JA et al. 2000. Changes in the expression of nitric oxide synthase in the human uterine

cervix during pregnancy and parturition. Molecular Human Reproduction, 6(11):1041-1048.

(36) Lokugamage AU, Forsyth SF, Sullivan KR, El Refaey H, Rodeck CH. 2003. Dinoprostone versus misoprostol: a randomized study of nulliparous women undergoing induction of labor, Acta Obstreticia et Gynecologica Scandinavica, 2(82):133-7.

(37) Luthy DA, Malmgren JA, Zingheim RW. 2004. Cesarean delivery after elective induction women: the physician effect. American Journal of Obstretics & Gynecology, 5(191): 1511-1515.

(38) Mac Kenzie IZ, Burns E. 1997. Randomised trial of one versus two doses of prostaglandin E2 for induction of labour: 1. Clinical Outcome. British Journal of Obstretics and Gynaecology. 9(104):1062-1067.

(39) Mahmood TA. 1989. A prospective comparative study on use of prostaglandin E2 gel (2mg) and prostaglandin E2 tablet for the induction of labour in primigravid women with unfavourable cervices. European Journal of Obstretics & Gynecology and Reproductive Biology, 2(33):169-175.

(40) Mazzone ME, Woolever J. 2006. Uterine rupture in a patient with an unscarred uterus: a case study, Wisconsin medical journa., 2(105):64-6.

(41) Mbele AM, Makin JD, Pattinson RC. 2007. Can the outcome of induction of labour with oral misoprostol predicted, South African Medical Journal, 4(97):289-92.

(42) Moore LE, Rayburn WF. 2006. Elective Induction of Labor. Clinical Obstretics and Gynecology, 3(49):698-704.

(43) Park KH, Cho YK, Lee CM, Choi H, Kim BR, Lee HK. 2006. Effect of preeclampsia, magnesium sulfate prophylaxis, and maternal weight on labor induction: a retrospective analysis. Gynecologic and Obstetric Investigation, 61:40-44.

(44) Pepe GJ, Albrecht ED. 1995. Action of placental and fetal adrenal steroid hormones in primate pregnancy, Endocrine Reviews, 5(16):608-648.

(45) Raio L. 2004. Geburtseinleitung am Termin. Der Gynäkologe, 4(37):330-334.

(46) Ramsey PS, Harris DY, Ogburn PL, Heise RH, Magtibay PM, Ramin KD. 2003. Comparative efficacy and cost of the prostaglandin analogs dinoprostone and

misoprostol as labor preinduction agents, American Journal of Obstretics & Gynecology, 2(188):560-5.

(47) Rath W. 1996. Fortschritte in der medikamentösen Geburtseinleitung, 2. Auflage. Mülheim: H.U.F.-Verlag, S.50-51.

(48) Rath W. 1996. Fortschritte in der medikamentösen Geburtseinleitung, 2. Auflage. Mülheim: H.U.F.-Verlag, S.52.

(49) Rath W, Kemp B, Heyl 1999. Prostaglandin E2-Vaginalgel versus Intrazervikalgel und Vaginaltablette in Abhängigkeit vom Zervixstatus - Ergebnisse einer prospektiven randomisierten Multizenterstudie zur Geburtseinleitung. Geburtshilfe und Frauenheilkunde. 59:323-329.

(50) Rath W, Bartz C. 2004. Biochemie der Zervixreifung und Muttermundseröffnung. Der Gynäkologe, 4(37):314-320.

(51) Renz-Polster H, Krautzig S, Braun J, Hrsg. 2004. Basislehrbuch Innere Medizin. Dritte Aufl. München: Urban&Fischer Verlag, S. 844.

(52) Schäfer WR, Zahradnik HP. 2004. (Patho-) Physiologische Grundlagen des Geburtsbeginns. Neue Erkenntnisse als Ansatz für eine effiziente und sichere Einleitung der Geburt. Der Gynäkologe, 4(37):305-313.

(53) Schneider KTM, Lüftner D, Rath W. 1996. Geburtseinleitung mit Prostaglandinen-Nutzen und Risiken. In Rath W.editor. Fortschritte in der medikamentösen Geburtseinleitung. Mülheim: HUF-Verlag, S.63-83.

(54) Sennström MB, Brauner A, Byström, Malmström A, Ekman G. 2003. Matrix metalloproteinase-8 correlates with the cervical ripening process in humans. Acta Obstetricia et Gynecologica Scandinavica, 10(82):904-911.

(55) Sherman DJ, Frenkel E, Tovbin J, Arieli S, Caspi E, Bukovsky I. 1996. Ripening of the unfavourable cervix with extraamniotic catheter balloon: clinical experience and review. Obstetrical and Gynecological Survey, 10(51):621-627.

(56) Shetty A, Linvingstone I, Acharya S, Rice P, Danielian P, Templeton A. 2004. A randomised comparison of oral misoprostol and vaginal prostaglandin E2 tabletts in labur induction at term, BJOG-An internationl journal of Obstretics & Gynecology, 5(111):436-40.

(57) Stauber M, Weyerstahl T, Hrsg. 2005. Gynäkologie und Geburtshilfe. Zweite Aufl. Stuttgart: Thieme Verlag, S. 702-703.

(58) Tang OS, Gemzell-Danielsson K, Ho PC 2007. Misoprostol: Pharmacokinetic profiles, effects on the uterus and side- effects. International Journal of Gynecology and Obstretics, 99 Suppl 2:S.160-167.

(59) Vahratian A, Zhang J, Troendle JF, Savitz DA, Siega-Riz AM. 2004. Maternal prepregnancy overweight and obesity and the pattern of labor progression in term nulliparous women, 5(194):943-51.

(60) Vrouenraets FP, Roumen FJ, Dehing CJ, van den Akker ES, Aarts MJ, Scheve EJ. 2005. Bishop score and risk of cesarean delivery after induction of labor in nulliparous women, American Journal of Obstretics & Gynecology, 4(105): 690-697.

(61) Watson WJ, Stevens D, Welter S, Day D. 1996. Factors predicting successful labor induction, Journal of Obstretics&Gynecology, 6(88):990-992.

(62) Weeks A, Alfirevic Z. 2006. Oral Misoprostol Administration for labor induction. Clinical Obstretics and Gynecology, 3(49):658-671.

(63) Wing DA, Tran S, Paul RH. 2002. Factors affecting the likelihood of succesfull induction after intravaginal Misoprostol application for cervical rippening and labor induction, American journal of Obstretics&Gynecology, 6(186):1237-43.

(64) Wing DA, Fassett MJ, Guberman C, Tran S, Parrish A, Guinn D. 2004. A comparison of orally administered misoprostol to intravenous oxytocin for labor induction in women with favorable cervical examinations, American Journal of Obstretics & Gynecology, 6(190):1689-94.

(65) Winkler M, Rath W. 1999. Changes in the cervical extracellular matrix during pregnancy and parturition. Journal of Perinatal Medicine, 1(27):45-61.

(66) Winkler M, Rath W. 2001. Zervixreifung und Muttermundseröffnung: ein molekularer Vorgang. Der Gynäkologe 6(34): 510-520.

(67) Winkler M. 2003. Role of cytokines and other inflammatory mediators. British Journal of Obstretics and Gynecology, 110(Suppl.20):118-123.

(68) Zetkin M, Schaldach H, Hrsg. 1998. Lexikon der Medizin. 16. Auflage. Wiesbaden: Ullstein Medical, S. 705.

Danksagung

An erster Stelle danke ich Herrn Prof. Dr. med. habil. E. Schleußner für die freundliche Überlassung des Themas sowie seine fachliche Unterstützung.

Ebenso Dank gebührt Herrn Dr. R. Vollandt sowie Herrn Dr. W. Michels für Ihre Beratung hinsichtlich der statistischen Auswertung der Arbeit.

Ich möchte mich auch bei Frau Kirsten vom Archiv der Klinik für Gynäkologie und Geburtshilfe des Universitätsklinikums Jena für die rasche Bereitstellung der Patientenakten bedanken.

Frau Heller möchte ich für die Unterstützung bei der Beschaffung notwendiger Literatur danken.

Große Dankbarkeit gilt meiner Familie, die mir stets liebevoll zur Seite steht und ohne deren Unterstützung mein Studium sowie diese Arbeit nicht möglich gewesen wäre. Besonders bedanken möchte ich mich bei Marco und Willi für ihre Unterstützung, ihre Zuversicht und ihre Liebe.

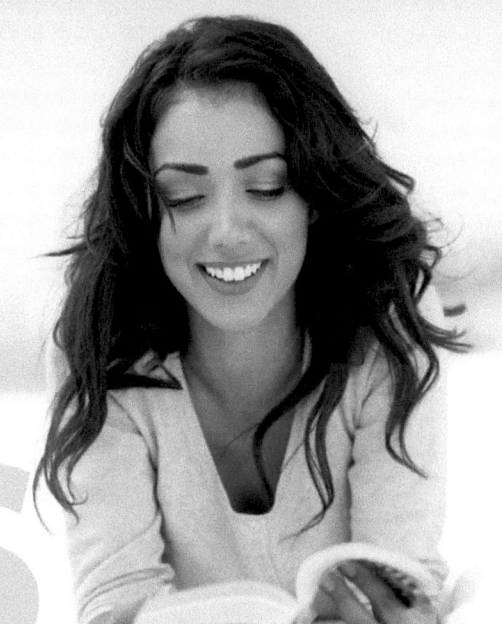

i want morebooks!

Buy your books fast and straightforward online - at one of world's fastest growing online book stores! Environmentally sound due to Print-on-Demand technologies.

Buy your books online at
www.get-morebooks.com

Kaufen Sie Ihre Bücher schnell und unkompliziert online – auf einer der am schnellsten wachsenden Buchhandelsplattformen weltweit! Dank Print-On-Demand umwelt- und ressourcenschonend produziert.

Bücher schneller online kaufen
www.morebooks.de

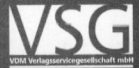

VDM Verlagsservicegesellschaft mbH
Heinrich-Böcking-Str. 6-8
D - 66121 Saarbrücken

Telefon: +49 681 3720 174
Telefax: +49 681 3720 1749

info@vdm-vsg.de
www.vdm-vsg.de

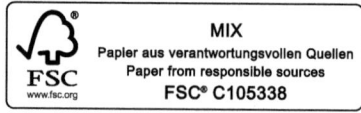

Printed by Books on Demand GmbH, Norderstedt / Germany

Medikamentöse Geburtseinleitung

Die Geburtseinleitung stellt eine der häufigsten Maßnahmen in der Geburtshilfe dar. Grundsätzliches Ziel ist ein besseres perinatales Ergebnis für Mutter und Kind im Vergleich zu einer abwartenden Haltung. Die Anwendung von Misoprostol in der Geburtshilfe ohne Zulassung für die Geburtshilfe stellt in der heutigen Praxis immer noch ein Problem dar. Trotz der Applikation seit über 20 Jahren fehlen genaue Angaben des Herstellers hinsichtlich Indikation, Effektivität, Dosierung, Nebenwirkungen usw. So erfolgt der Einsatz in der Praxis meist aufgrund von Erfahrungen im Sinne eines hauseigenen Protokolls. Ziel der vorliegenden retrospektiven Studie ist der Vergleich einer medikamentösen Geburtseinleitung mit oraler Misoprostol- und vaginaler Dinoprostonapplikation hinsichtlich Effektivität und Sicherheit. Der Vergleich erfolgte sowohl zwischen beiden Gruppen als auch gegenüber einer Kontrollgruppe mit spontaner Entbindung eines Einlings. Es wurde insbesondere der Einfluss mütterlicher Eigenschaften auf die Einleitungszeit untersucht.

Andrea Kipping
1999 - 2002 Ausbildung zur medizinisch-technischen Radiologieassistentin in Jena, 2002 - 2010 Studium der Humanmedizin an der FSU Jena, 06/2010 - 09/2010 Ärztin in Weiterbildung im Rotationsprogramm des Instituts für Allgemeinmedizin der FSU Jena, Seit 10/10 Ärztin in Weiterbildung, Klinik für Strahlentherapie der FSU Jena

978-3-8381-3170-2